La scoliose
Se préparer à la chirurgie

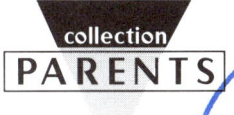

La scoliose
Se préparer à la chirurgie

Julie Joncas

Avec la collaboration de

Dr Vincent Arlet,
chirurgien-orthopédiste,
Hôpital de Montréal pour Enfants,
Hôpital Shriners pour enfants

Dr Jacques Griffet,
chirurgien-orthopédiste,
Centre hospitalier universitaire
de Nice

Dr Guy Grimard,
chirurgien-orthopédiste,
Hôpital Sainte-Justine (CHU),
Hôpital Shriners pour enfants

Dr Hubert Labelle,
chirurgien-orthopédiste,
Hôpital Sainte-Justine (CHU),
Hôpital Shriners pour enfants

Dr Gaétan Langlois,
chirurgien-orthopédiste,
Centre hospitalier universitaire
de Sherbrooke

Dr Pierre Limoges,
anesthésiste-réanimateur,
Hôpital Sainte-Justine (CHU)

Dr Pierre Mercier,
chirurgien-orthopédiste,
Centre hospitalier universitaire
de Québec

Dr Benoit Poitras,
chirurgien-orthopédiste,
Hôpital Sainte-Justine (CHU),
Hôpital Shriners pour enfants

Sylvie Vandal,
infirmière, docteur en mesure
et évaluation,
Hôpital Sainte-Justine (CHU)

Dr Philippe Violat,
chirurgien-orthopédiste,
Centre régional et universitaire
de Rennes

Les éditions de l'Hôpital Sainte-Justine

Données de catalogage avant publication (Canada)

Joncas, Julie

   La scoliose : se préparer à la chirurgie

   Nouv. éd. rev. et augm.
   (Collection Parents)
   Comprend des réf. bibliogr.

   ISBN 2-921858-85-1

   1. Scoliose – Guides, manuels, etc. 2. Colonne vertébrale – Chirurgie – Patients – Guides, manuels, etc. I. Hôpital Sainte-Justine. II. Titre. III. Collection.

RD771.S3J65 2000   617.4'7   C00-940359-0

Illustration de la couverture : *Femme à sa toilette* (détail)
                              Henri Marie de Toulouse-Lautrec

Infographie : Céline Forget

Diffusion-Distribution au Québec : Prologue inc.
                    en France : Casteilla/Chiron diffusion
                    en Belgique et au Luxembourg : S.A. Vander
                    en Suisse : Servidis S.A.

Les éditions de l'Hôpital Sainte-Justine
3715, chemin de la Côte-Sainte-Catherine
Montréal (Québec) H3T 1C5
Téléphone : (514) 345-4671
Télécopieur : (514) 345-4631

© Les éditions de l'Hôpital Sainte-Justine 1997, 2000
   Tous droits réservés
   ISBN 2-921858-85-1

Dépôt légal : Bibliothèque nationale du Québec, 2000

La collection PARENTS bénéficie du soutien du Comité de promotion de la santé et de la Fondation de l'Hôpital Sainte-Justine.

Le masculin est utilisé pour désigner les deux sexes, sans discrimination, et dans le seul but d'alléger le texte.

Remerciements

▼

Nous tenons a remercier de leur collaboration Pierre Comte, pédiatre, Yvan Petit, directeur du laboratoire LIS 3D, Sébastien Delorme et Marie Beauséjour, collègues de travail, et les patients de la clinique de scoliose de l'Hôpital Sainte-Justine.

Nos remerciements s'adressent également aux chirurgiens-orthopédistes suivants :

Morris Duhaime de l'Hôpital Shriners pour enfants ;

François Fassier de l'Hôpital Shriners pour enfants et de l'Hôpital de Montréal pour Enfants ;

Charles-Hilaire Rivard de l'Hôpital Sainte-Justine.

Nous remercions les infirmières des cliniques externes, des unités de soins et des salles d'opération de l'Hôpital Sainte-Justine, de l'Hôpital de Montréal pour enfants et de l'Hôpital Shriners pour enfants d'avoir apporté leurs commentaires pertinents.

Nous voulons également remercier l'Association de la scoliose du Québec, les services d'orthopédie de l'Hôpital Sainte-Justine, de l'Hôpital de Montréal pour enfants et de l'Hôpital Shriners pour enfants de même que le service d'anesthésie de l'Hôpital Sainte-Justine. Nous avons bénéficié de leur appui pour la rédaction de ce livre.

Finalement, il nous faut souligner que la réalisation de ce projet a été rendue possible grâce aux Bourses de recherche du Fonds de recherche en orthopédie de Montréal (FREOM) et de l'Association d'orthopédie du Canada (COA).

Table des matières

▼

Préface 11

Avant-propos 15

Introduction 17

Chapitre 1
LA SCOLIOSE 19

   Anatomie de la colonne vertébrale 19
      La cyphose 20
      La lordose..20

   Qu'est-ce qu'une scoliose ? 21
      Comment la scoliose modifie-t-elle ton corps ? 21
      Types de scoliose 22

   Évolution naturelle de la scoliose idiopathique 23

   Pourquoi la chirurgie ? 24

   Des avantages à être opéré plus jeune..................................25

Chapitre 2
LA PÉRIODE PRÉOPÉRATOIRE 27

   La décision d'opérer 27

   Bilan préopératoire 27
      Radiographies 28
      Prises de sang et analyse d'urine 28
      Photographie médicale 29
      Potentiel évoqué 29
      Consultations médicales..29

Dons de sang 30
   Don de sang autologue..30
   Don de sang dirigé 32
   Stimulateur de la production sanguine 32

Hygiène de vie 32

Congé à planifier 34

Recherche 34

Liste de choses à ne pas oublier 35

CHAPITRE 3
L'HOSPITALISATION 37

Période préopératoire 37
   Se familiariser avec le milieu de soins et le personnel 37
   Hébergement 38
   Consentement opératoire ou permis d'opérer 38
   L'anesthésiste 39
   Le chirurgien 39
   Matin de l'opération 39

La chirurgie 41
   Départ pour la salle d'opération....................................41
   La salle d'opération 41
   Déroulement de la chirugie 42

Types d'instrumentation 50

Autres techniques chirurgicales 51
   La thoracoplastie 51
   La thoracotomie..51

Les complications peropératoires et postopératoires 52
   Les complications pouvant être associées
   aux opérations du rachis..53

   Les complications pouvant être associées à toutes
   anesthésies et opérations 55

Chapitre 4
LA PÉRIODE POSTOPÉRATOIRE 59

Salle de réveil 59

Contrôle de la douleur 60
   Comment fonctionne la pompe APC (PCA)? 60

Soins postopératoires 62
   Examens neurologiques et signes vitaux 62
   Œdème 62
   Perfusion 62
   Sonde gastrique 63
   Sonde urinaire 63
   Cathéter artériel 63
   Plaie 64
   Hémovac, Redon 64
   Drain thoracique 64
   Prélèvements sanguins 65
   Spirométrie 65
   Soins intensifs, réanimation 65
   Visites 66
   Mobilisation 66
   Alimentation 66
   Activités 67

Départ 67

Chapitre 5
LA CONVALESCENCE 69

Douleur 69

Hygiène 70

Soins de la plaie 70

Alimentation 71

Rééducation 72

Retour aux activités 72
  À la maison 72
  École et travail 73

Effets secondaires liés à l'opération et à l'anesthésie 74

Prochain rendez-vous 74

CHAPITRE 6
LE MODE DE VIE 75

  Peurs et mythes 75
    Souplesse 75
    Détecteur de métal à l'aéroport 76
    Sexualité 76
    Grossesse 76

  Activités postopératoires permises 77

  Problèmes à long terme 78
    Douleur 78
    Pseudarthrose 78
    Vieillissement prématuré de la colonne lombaire 78
    Progression de la courbure, progression de la rotation
    (phénomène du Vilebrequin ou Crankshaft) 79
    L'infection 79
    Bris de l'instrumentation 80

CONCLUSION 81

RESSOURCES 83

LEXIQUE 87

BIBLIOGRAPHIE 93

Préface

▼

Quand les auteurs de cet ouvrage m'ont demandé d'écrire une préface, c'est avec joie que j'ai accepté. Ce guide répondait à un besoin urgent, pour ne pas dire criant, besoin identifié de longue date et qui a finalement pu être comblé. Je m'en réjouis, sachant qu'il sera un précieux outil de travail pour les personnes impliquées dans le traitement de la scoliose et une source d'information et de conseils pour les personnes atteintes de cette maladie. Je félicite les auteurs pour leur franchise, clarté, souci du détail et minutie. Toute l'information s'y trouve.

Pour ma part, j'ai cru utile de vous offrir, sur un mode plus personnel, une courte réflexion sur la scoliose. D'abord, en tant que médecin, la scoliose est une maladie qui pique la curiosité intellectuelle, qui intrigue et qui fascine. Malgré d'intenses recherches et ce, dans plusieurs centres à travers le monde, la scoliose demeure une énigme scientifique : en effet, la cause de cette maladie n'est toujours pas connue. Les hypothèses, toutes plus brillantes et prometteuses les unes que les autres, abondent : la cause serait neurologique, génétique ou hormonale. Plusieurs chercheurs grignotent patiemment des parcelles du savoir poussant le mystère de la scoliose dans ses derniers retranchements, et cela en vain, car jusqu'à ce jour son secret n'a pu être percé. Bien souvent, lorsqu'on découvre une scoliose chez un patient, la maladie est déjà installée. Les traitements modernes permettent, la plupart du temps, de freiner la progression de la déformation, mais pour une minorité de patients la chirurgie demeure la seule alternative. Quelle frustration pour le patient, sa famille et le médecin. Avec de nombreuses équipes de recherche à l'œuvre à travers le monde, il nous est permis de rêver du jour où l'on pourra identifier les personnes à risque de souffrir de cette maladie et les traiter avant l'apparition de la déformation. Là seulement sera la vraie victoire. C'est uniquement à ce moment-là que nous pourrons dire mission accomplie. Nous nous devons donc de soutenir plus généreusement la recherche médicale, cette parente pauvre, car c'est la seule voie vers la solution finale.

En tant qu'ex-patiente, j'ai vécu pour ainsi dire la scoliose de l'intérieur. À peine sortie de l'enfance, on m'a appris que je souffrais d'une scoliose. Pourtant, je ne me sentais pas malade. Le diagnostic m'a d'abord intriguée, vaguement inquiétée pour ensuite me bouleverser. À un âge où on a la vie devant soi, où commence le jeu de la séduction, à l'âge où un simple bouton d'acné peut semer la panique, avoir à vivre et grandir avec une déformation visible a été difficile. Je me suis sentie dépossédée d'une partie de l'harmonie physique à laquelle chaque être humain pense avoir droit. Très tôt, j'ai dû apprendre à faire le deuil du corps idéal, comme c'est le cas pour toutes les personnes atteintes d'une maladie pouvant altérer, de façon importante, le schéma corporel. Ce deuil précoce a pu modifier ma personnalité et l'a façonnée plus que je ne pouvais me l'imaginer. Cependant, maintenant rendue à l'âge adulte, je pense que le bilan de ma lutte contre cette maladie est plus positif que négatif. Précocement, j'ai dû faire le bilan de mes forces et de mes faiblesses et apprendre à miser sur mes forces. La scoliose m'a appris à reconnaître mes limites, a probablement réveillé en moi l'intérêt pour l'étude, la science et la chose médicale. Elle m'a appris la ténacité et l'empathie envers les malades.

Dans mon cas, la chirurgie était le seul moyen de traitement possible. Je me suis donc confiée aux expertes du docteur

Pierre H. Labelle, le pionnier québécois de la chirurgie de la scoliose. L'opération fut un succès. Plus de vingt ans plus tard, je me rappelle encore la joie et l'émotion ressenties en voyant les radiographies postopératoires. La vie me redonnait une partie de ce qui m'avait été dérobé des années auparavant. Après une période de convalescence, forte de cette victoire, je repris le fil de ma vie et mes études avec une énergie nouvelle. Je ne voulais plus perdre de temps et voulait mordre à belles dents dans la vie.

Mon médecin, le docteur Pierre H. Labelle, était un homme bon, doux, plus porté sur l'écoute que sur les grands discours. Humble, il n'éclaboussait pas les autres de son savoir mais savait plutôt le transmettre, le partager patiemment, généreusement. Avant tout il était un chirurgien méticuleux et prudent. Il a contribué à former plusieurs générations de médecins qui œuvrent dans le domaine de la scoliose et de l'orthopédie en général. Il était un de ces hommes de qui Albert Camus aurait pu dire :

- « Il y a des être qui justifient le monde, qui aident à vivre par leur seule présence.

- Oui, et ils meurent. »*

Pierre Labelle nous a quittés par une froide nuit de janvier 1994. Trop tôt, trop vite. Je me suis sentie orpheline mais jamais abandonnée ou démunie. Après tout, il nous avait donné une si belle leçon de vie. J'avais eu aussi la chance de lui exprimer avant sa mort, mon amour et ma reconnaissance. Cet ouvrage, dont il aurait été fier, lui est dédié.

Johanne Vandal,
médecin

---

* Camus, Albert. *Le premier homme*. Paris : Éditions Gallimard, 1994.

AVANT-PROPOS

▼

L'information donnée au patient avant une intervention chirurgicale fait partie de l'acte de soigner. Elle doit être claire, loyale, intelligible et accessible à tous les patients.

Une opération, si minime soit-elle, implique toujours un risque. Malgré toutes les précautions entourant un acte chirurgical, et même en étant attentif au moindre détail, le risque de complications majeures exceptionnelles, comme le décès, n'est jamais nul. Le fait de t'en informer ne les rend pas plus fréquentes ; ne pas les mentionner ne les fait pas disparaître. Donner une information exhaustive est malheureusement impossible puisque la chirurgie est un art, hautement sophistiqué certes, et non pas une science exacte.

La fréquence et la gravité de ces complications sont très variables. Cette fréquence varie en fonction de l'expérience du chirurgien. Plus il est expérimenté, moins les complications sont fréquentes. Toutefois, même les chirurgiens les plus expérimentés connaissent, eux aussi, des complications.

Ce taux varie aussi selon les patients : le risque opératoire augmente avec l'âge, avec l'ancienneté et le stade évolutif de la maladie, avec la présence d'autres maladies comme le diabète ou les allergies, et dont certaines peuvent ne pas être connues, ainsi qu'avec de nombreux autres facteurs rendant difficile une information statistique.

N'hésite pas à poser toutes les questions que tu jugeras utiles à une meilleure compréhension de ta maladie et de son traitement.

Introduction

▼

Tu sais probablement déjà ce qu'est une scoliose. Ce n'est sûrement pas la première fois que l'on te parle de cette déformation de la colonne vertébrale et de son évolution. Cependant, l'évolution d'une scoliose n'est pas la même pour tous. Malheureusement, certaines courbures s'aggravent au point où une opération devient nécessaire.

Peut-être viens-tu de voir un chirurgien qui t'a parlé d'une opération probable. Tu as sûrement des questions qui te trottent dans la tête. Ce livre est en quelque sorte un aide-mémoire et un guide sur l'itinéraire que suivent, en général, les patients qui se font opérer pour une correction chirurgicale de leur scoliose.

Ce guide contient des renseignements qui nous l'espérons devraient t'aider, ainsi que ta famille, à comprendre mieux ce qu'est une scoliose et ce qui se passera dans les semaines à venir.

Nous t'invitons, enfin, à noter tes craintes et les questions auxquelles ce livre n'apporterait pas de réponses claires afin de pouvoir en rediscuter librement avec ton médecin.

CHAPITRE 1

LA SCOLIOSE
▼

Anatomie de la colonne vertébrale

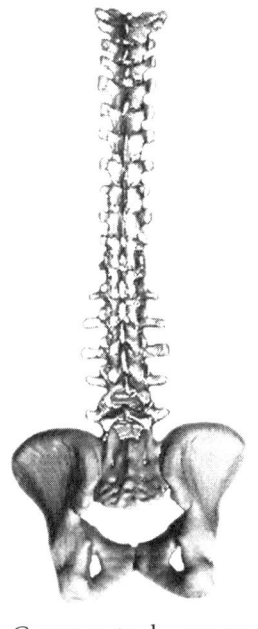

La colonne vertébrale (le rachis) est constituée de 33 vertèbres qui sont réparties en 5 régions : la région cervicale, avec 7 vertèbres, la région dorsale, avec 12 vertèbres, la région lombaire, avec 5 vertèbres, le sacrum composé de 5 vertèbres fusionnées et, enfin, le coccyx formé de 4 autres vertèbres également fusionnées qui constituent le coccyx. Entre chaque vertèbre, il y a un coussinet que l'on nomme disque intervertébral. Ce disque permet non seulement aux vertèbres de bouger les unes par rapport aux autres, mais il sert également de protection contre les chocs en agissant comme un amortisseur.

Le bassin est situé à la base de la colonne vertébrale. Les crêtes iliaques forment la partie supérieure du bassin. Comme tu le verras plus loin dans le livre, elles sont souvent utilisées par les chirurgiens qui y prélèvent de l'os pour ce que l'on appelle la greffe osseuse, qui est souvent utile lors de la chirurgie.

Au centre des vertèbres, il y a le canal rachidien où passe la moelle épinière. C'est par ce cordon médullaire que passe l'influx nerveux de la sensibilité et de la motricité. La colonne vertébrale relie donc le système nerveux à toutes les parties du corps humain et sert, en quelque sorte, de protection à la moelle épinière.

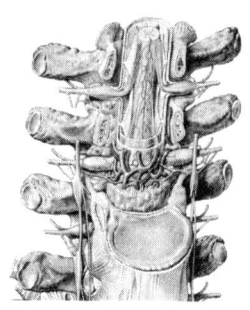

Enfin, la colonne vertébrale est entourée de ligaments, de muscles, de tissus adipeux (la graisse), puis est recouverte par la peau.

La cyphose

La cyphose est une courbure de la colonne vertébrale à convexité postérieure. Elle est normale au niveau de la colonne thoracique. Dans la scoliose, il peut se produire un aplatissement de cette courbure (dos plat), voire même une inversion de la courbure (dos creux).

La lordose

La lordose est une courbure de la colonne vertébrale vers l'avant. Il est normal d'avoir une lordose de la colonne vertébrale au niveau cervical et au niveau lombaire. Dans la scoliose, au niveau thoracique, il y a souvent une lordose anormale ou une perte de la cyphose que l'on appelle aussi « le dos creux ».

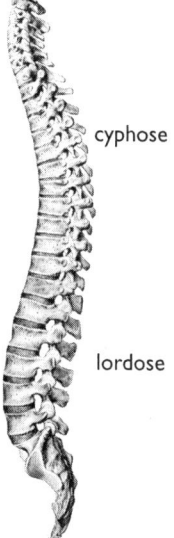

Qu'est-ce qu'une scoliose ?

La scoliose est une déformation tridimensionnelle de la colonne vertébrale et de la cage thoracique. La colonne vertébrale se déforme un peu à la manière d'un escalier en colimaçon. C'est donc une courbure qui se crée dans l'espace et qui est due à un mouvement de torsion généralisé de toute la colonne vertébrale. On parle souvent de colonne vertébrale en forme de «S». Cette déformation s'accompagne d'une rotation plus ou moins importante des vertèbres dans la convexité de la courbure. Ceci explique en partie la gibbosité thoracique, c'est-à-dire une proéminence des côtes du côté convexe (bosse dans le dos) et une gibbosité lombaire qui se manifeste par une protubérance des muscles au-dessus des vertèbres. C'est une maladie qui n'est pas attribuable à une mauvaise hygiène posturale ni au port du sac d'école.

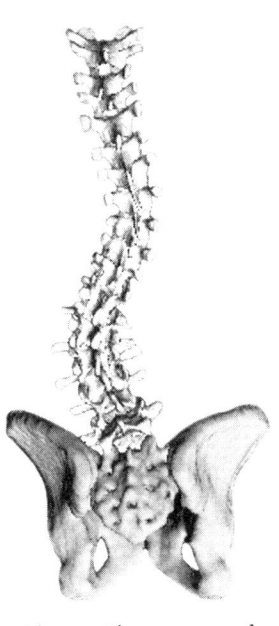

Comment la scoliose modifie-t-elle ton corps ?

- Une épaule est souvent plus haute que l'autre à cause de la courbure de la scoliose.
- Une des omoplates peut être plus proéminente d'un côté que de l'autre.
- Les seins peuvent avoir l'air asymétrique. Un sein, en général le droit, peut paraître moins développé que l'autre, car les côtes et le thorax sont déformés.

- Les gibbosités (bosses) dans le dos sont causées par la scoliose et par la déformation de la cage thoracique.
- Le pli ou angle de la taille est asymétrique et plus ouvert du côté concave de la scoliose.

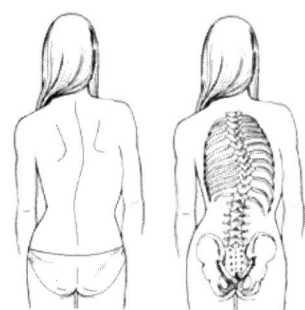

- Le bassin peut être surélevé d'un côté en raison d'une inégalité de longueur des membres inférieurs, d'une anomalie du bassin ou de la scoliose elle-même.
- Des douleurs au dos peuvent coexister avec la scoliose.

Types de scoliose

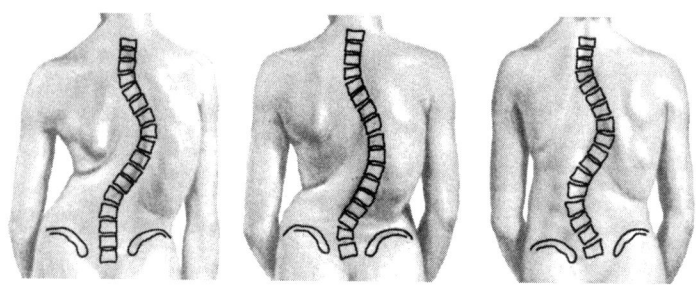

De façon générale, les scolioses peuvent être divisées en trois grandes catégories.

Scoliose idiopathique

Idiopathique signifie que la cause exacte de cette maladie est encore inconnue. Elle représente 80 % des cas de scoliose.

Scoliose malformative ou congénitale

Ce type de scoliose est secondaire à une malformation des vertèbres présente dès la naissance et visible sur une radiographie.

Autres scolioses

La scoliose neuromusculaire est causée par une maladie neurologique, musculaire ou neuromusculaire.

La scoliose avec désordre du tissu conjonctif est causée par une anomalie génétique affectant le tissu conjonctif, c'est-à-dire les os, les muscles, les ligaments, les tendons et le système cardio-vasculaire.

La scoliose traumatique est causée par un trauma ayant endommagé les structures osseuses du rachis. Elle peut se remarquer après une fracture de la colonne vertébrale.

La scoliose « iatrogène » survient après une chirurgie faite pour une tout autre raison (chirurgie cardiaque, drain thoracique).

Évolution naturelle de la scoliose idiopathique

À la naissance, la colonne vertébrale est rectiligne. La déformation peut débuter dans la petite enfance mais, le plus souvent, elle ne deviendra visible qu'au début de la puberté, soit vers l'âge de 10 ans. Elle atteint son maximum de déformation entre 10 et 14 ans. La progression de la scoliose coïncide donc avec les poussées de croissance dont la principale survient au début de la puberté.

La scoliose touche 2 à 4 % de la population. Chez 5 personnes sur 1000, la courbure de la colonne est supérieure à 20 degrés. Chez seulement une personne sur 1000, la scoliose excède 40 degrés. Parmi les adolescents, il y a autant de filles que de garçons qui présentent une scoliose de moins de

10 degrés. Par contre, plus la scoliose est importante, plus la proportion des filles par rapport aux garçons augmente. Le risque de progression de la courbure est de 50 % si l'adolescente n'a pas encore eu ses règles (menstruations) et de 20 % chez celle qui les a déjà eues. L'apparition des règles indique que l'adolescente achève sa poussée de croissance pubertaire et que la progression rapide de la scoliose est sur le point de se terminer. Chez le garçon, c'est souvent le changement de la voix (la mue) et l'apparition des poils pubiens qui correspondent à cette période. La fin de la croissance se situe entre 16 et 17 ans chez la fille et entre 17 et 18 ans chez le garçon.

Pourquoi la chirurgie ?

Comme tu viens de le voir, la scoliose évolue et s'aggrave pendant la poussée de croissance pubertaire. Certaines scolioses sont plus évolutives que d'autres. Cette aggravation peut même se produire malgré le port d'un corset. Certaines scolioses sont déjà importantes lorsqu'elles sont découvertes et devront être opérées à la fin de la période de croissance. D'autres scolioses, malformatives, neurologiques ou neuromusculaires, évoluent malgré le traitement par corset ou la rééducation et devront généralement être opérées. Le traitement par corset, même s'il a été insuffisant, est souvent indispensable pour ralentir l'évolution et permettre d'attendre la fin de la croissance rapide avant d'opérer.

L'opération a pour objectif de réduire la courbure, d'arrêter la progression de la déviation, d'éviter les complications cardio-respiratoires et neurologiques ainsi que d'améliorer l'esthétique et la qualité de vie future. Elle permet habituellement d'améliorer de 50 à 70 % la déviation mesurée sur les radiographies (angle de Cobb). Par contre, elle ne corrige pas nécessairement aussi bien la gibbosité (bosse).

Le but principal de l'opération est de redresser la colonne vertébrale à l'aide d'un système métallique de fixation interne appliqué sur les vertèbres, ce qui explique que la correction se fait surtout au niveau de la déviation de la colonne vertébrale et de la gibbosité. La gibbosité diminue, mais il est rare qu'elle disparaisse complètement. Lorsque la bosse est très importante, le chirurgien peut proposer une autre intervention chirurgicale qui permet de la réduire.

Aucune opération n'est obligatoire, particulièrement lorsque la vie n'est pas en danger. Cependant, une scoliose de plus de 40 à 50 degrés continuera habituellement sa progression après la fin de la croissance. Certaines formes de scoliose moins graves, surtout si elles sont déséquilibrées, peuvent aussi continuer à évoluer dès qu'elles atteignent 35 degrés. Une scoliose très importante peut occasionner des problèmes de santé comme des difficultés respiratoires accompagnées d'une insuffisance cardiaque ou de douleurs chroniques. Une scoliose très importante est plus difficile à corriger par une chirurgie et donne un résultat beaucoup moins satisfaisant que si la scoliose est moins grave. D'autre part, le risque de complications est aussi plus élevé.

Des avantages à être opéré plus jeune

Il y a des avantages importants à être opéré plus jeune. Les voici :

- **Problèmes respiratoires :** une scoliose très grave, non traitée, peut entraîner des problèmes respiratoires liés à la déformation de la cage thoracique, laissant moins de volume aux poumons et au cœur. Vers l'âge de 40-50 ans, des complications sévères peuvent survenir.

- **Souplesse de la colonne :** normalement, plus nous sommes jeunes, plus notre corps est souple. Il en est de même de la colonne. La correction de la colonne vertébrale est plus facile quand la scoliose est encore souple. De plus, le redressement est meilleur chez les personnes ayant un dos moins rigide.

- **Modifications esthétiques:** plus la scoliose est importante, plus les modifications esthétiques corporelles sont grandes. Les gibbosités deviennent ainsi plus visibles. Il peut en résulter un déséquilibre du tronc par rapport au bassin, une proéminence d'un sein et une asymétrie de l'angle de la taille. Ces problèmes apparents peuvent créer des difficultés d'ordre psychologique.
- **Meilleure forme physique et convalescence plus rapide:** en principe, on est en meilleure forme physique lorsqu'on est jeune. En général, la convalescence est plus facile et les complications sont moins fréquentes. Il est plus facile de reprendre des forces lorsqu'on n'a pas d'obligations, comme le travail, le soin des enfants, l'entretien d'une maison, etc. Si, pour un adolescent, la convalescence totale est de quelques semaines, pour un adulte il faut compter près d'une année.

Chapitre 2

La période préopératoire
▼

La décision d'opérer

Avant de décider d'une intervention, tu seras examiné par le chirurgien-orthopédiste qui procédera à l'opération. Il vous expliquera, à toi et à tes parents, la façon dont va se dérouler l'opération, le matériel qui sera utilisé, l'organisation de ton séjour à l'hôpital et les complications ou inconvénients possibles liés à l'opération. (*Voir* Les complications peropératoires et postopératoires *au chapitre 3.*)

Lors de cette visite, tu pourras poser toutes les questions que tu souhaites au chirurgien. Il se pourrait également qu'on fasse d'autres radiographies de ta colonne vertébrale afin de connaître l'état actuel de ta scoliose et de préciser le type d'intervention le plus adapté à ton cas. Finalement, dans certains hôpitaux, les infirmières profiteront de cette visite pour organiser des séances d'information et d'enseignement sur la scoliose.

Bilan préopératoire

En général, les hôpitaux procèdent à l'ensemble des examens, des tests et des consultations en clinique ambulatoire. La plupart des consultations médicales et des examens nécessaires pour l'opération sont effectués dans les semaines qui précèdent l'intervention ou au moment même de l'hospitalisation. Par ailleurs, certains chirurgiens préféreront t'hospitaliser dans des services de soins de jour, une ou deux journées avant ton opération, afin que tous les examens soient faits à l'hôpital et que tu puisses retourner le soir à la maison. Ce seront des journées bien remplies!

Voici un aperçu des principaux tests et consultations.

Radiographies

- Radiographies de ton dos de face et de profil. Ces radiographies permettront d'évaluer la gravité de la scoliose.
- Radiographies de côté (en flexion latérale ou «bending») et couché. Ces radiographies permettront d'évaluer la souplesse du rachis. Ces outils sont indispensables au chirurgien afin qu'il puisse bien planifier la chirurgie de ton dos.
- Radiographie des poumons de face et de profil.
- D'autres examens radiologiques (CT-scan, tomodensitométrie, résonance magnétique) pourront être demandés si ton médecin les juge nécessaires.

Prises de sang et analyse d'urine

Plusieurs tests sont nécessaires pour connaître ton état de santé, ton groupe sanguin, le temps de coagulation (la facilité avec laquelle ton sang coagule et le temps qu'il prend pour le faire). La plupart des examens se feront à l'aide d'une seule prise de sang qui pourra être réalisée sans douleur grâce à l'application préalable de pommade Emla®.

Photographie médicale

Dans certains hôpitaux, on prendra des photographies de ton dos pour ton dossier médical. Tu peux être accompagné par un parent pour cette séance de photographie.

Les photos sont prises de face, de côté, de dos et penché en avant. Pour la prise de ces photographies, tu ne dois porter que tes sous-vêtements. Cela peut te gêner un peu, mais il faut te rappeler que ces photographies sont des outils importants pour ton médecin et demeurent confidentielles.

Potentiel évoqué

Lors de l'opération, certains hôpitaux utilisent un appareil de surveillance de la fonction neurologique. Il se peut qu'avant l'intervention, tu aies à passer un test permettant de connaître ta fonction neurologique. Le potentiel évoqué est une technique qui surveille l'intégrité de la transmission ou de la conduction nerveuse vers les extrémités des membres.

Consultations médicales

Selon l'hôpital où tu seras opéré et selon la gravité de ta scoliose, certaines des consultations suivantes seront nécessaires avant et après l'opération.

- Consultation en physiothérapie ou rééducation : après l'opération, tu auras sûrement des douleurs qui t'empêcheront de tousser et de bouger normalement. Le physiothérapeute ou le kinésithérapeute t'apprendra à tousser pour que tu puisses bien libérer tes voies respiratoires. Il t'enseignera les exercices passifs et actifs que tu devras faire après ton opération. Il viendra te voir régulièrement jusqu'à ton départ de l'hôpital.

- Consultation en pneumologie : des tests de fonctions pulmonaires seront faits (Explorations Fonctionnelles

Respiratoires : EFR) pour s'assurer que ta condition pulmonaire est optimale. Si ta condition l'exige, tu seras aussi examiné par un pneumologue.

- Consultation en neurologie : un neurologue viendra t'examiner avant l'opération pour bien connaître ta condition neurologique et pour s'assurer que tu n'as pas de déficit quelconque ni d'anomalie congénitale. Une complication neurologique postopératoire ne peut être correctement diagnostiquée que si une évaluation neurologique préopératoire a été faite et notée.

- Consultation en cardiologie : un cardiologue t'examinera et te fera passer un électrocardiogramme ou une échographie.

- Autres consultations, si ton médecin les juge nécessaires.

Dons de sang

Don de sang autologue

Une certaine quantité de sang est perdue durant l'opération. On compense habituellement cette perte sanguine par plusieurs méthodes, dont la transfusion sanguine. Pour éviter de recevoir le sang d'une autre personne, on prélève ton sang à plusieurs reprises durant les semaines qui précèdent l'opération (environ 450 ml chaque fois) afin de pouvoir te le redonner selon les besoins lors de l'intervention. C'est ce qu'on appelle le don de sang autologue.

Au moment de la consultation préopératoire et après un examen complet, ton chirurgien ou l'anesthésiste décidera si tu remplis les conditions d'admissibilité au don de sang autologue et déterminera si tu peux faire des réserves de ton propre sang. Les rendez-vous pour les prélèvements de sang seront organisés avec un organisme compétent et responsable des transfusions sanguines. Dans certains hôpitaux, on te demandera de prendre contact directement avec cet organisme afin de planifier tes dons de sang. Tu devras prévoir de deux à cinq visites avec cet organisme, dans le mois précédant l'opération. Chaque visite dure en moyenne deux heures. Il est préférable que tu sois accompagné, car tu pourrais ressentir de petites faiblesses.

En ayant ton propre sang en réserve, si tout va bien, tu ne devrais pas recevoir de substance sanguine provenant de quelqu'un d'autre et le risque de contracter des maladies, comme l'hépatite ou le SIDA, lors des transfusions est ainsi éliminé. Par contre, occasionnellement, pour garder une tension artérielle normale ou dans le cas d'une complication opératoire, l'anesthésiste peut avoir recours à du plasma frais congelé, à des plaquettes ou à d'autres dérivés sanguins qui, même s'ils sont testés, ne sont pas sans risques.

Tu auras besoin du formulaire de don de sang que ton médecin t'aura remis lors de la visite médicale. Tu remettras ce formulaire à l'infirmière de l'organisme qui s'occupe des transfusions au moment de ton premier don de sang. Elle s'assurera que tu prends bien tes suppléments de fer et que tu t'alimentes correctement. Tes suppléments de fer devront être pris jusqu'à la veille de l'opération.

Les prélèvements de sang sont en principe sans danger. Tu pourrais te sentir faible malgré tout après chaque don; cela est normal. Le sang se reconstituera rapidement si ton alimentation est bonne et si tu prends des comprimés de fer. Tu peux quand même trouver cette expérience pénible et fatigante. Plusieurs adolescents estiment, en effet, qu'elle est aussi exaspérante que l'opération elle-même. Il ne faut pas oublier que cette période de temps est remplie d'émotions intenses et qu'elle peut parfois occasionner de légères dépressions.

Si l'organisme responsable des transfusions sanguines t'a remis des documents lors de ton dernier rendez-vous, n'oublie pas de les apporter au moment de ton admission à l'hôpital. Ces documents serviront à acheminer ton sang à l'hôpital.

Don de sang dirigé

Tes parents ou les autres membres de ta famille ne sont habituellement pas autorisés à faire des dons de sang pour ton opération. Contrairement à ce qu'on peut croire, des études ont démontré qu'il est aussi risqué d'avoir recours à du sang provenant de parents que de donneurs bénévoles et anonymes venant d'organismes de collecte de sang. De plus, en cas de contamination, la responsabilité morale de ces personnes serait très difficile à supporter.

Stimulateur de la production sanguine

Beaucoup de recherches sont en cours sur différentes méthodes permettant la diminution possible des transfusions sanguines. Certaines techniques acceptées et utilisées chez l'adulte pourront bientôt l'être aussi chez l'enfant; en particulier, l'utilisation d'un médicament donné par injection quelques semaines avant l'opération qui augmenterait suffisammment la production sanguine, permettant ainsi de diminuer les dons de sang autologue. De plus ces injections pourraient être réalisées à domicile, ce qui éviterait des déplacements importants.

Hygiène de vie

Pour mieux affronter l'opération, il est très important de se constituer des réserves par une alimentation saine. Les besoins les plus grands sont en fer, car le don de sang que tu devras faire dans le mois qui précède l'opération diminue l'hémoglobine présente dans tes globules rouges, essentielle au transport de l'oxygène. On la trouve notamment dans les comprimés de fer qui te seront prescrits, dans les abats (foie, rognons, cœur), les viandes rouges, les légumes verts (épinards, brocoli), les jaunes d'œufs, les fruits secs, la mélasse et le chocolat.

La prise de fer entraîne fréquemment des problèmes de constipation. Pour les éviter, il faut donc manger plus de fibres que d'habitude, boire beaucoup d'eau et faire plus d'exercice. En cas de persistance d'une constipation invalidante, il est recommandé de diminuer la dose de fer ingérée plutôt que de l'arrêter totalement. De plus, la prise de fer par la bouche entraîne souvent des selles noires ; ce phénomène ne doit pas susciter d'inquiétude. Afin de faciliter l'absorption du fer, il est recommandé de prendre les comprimés avec des jus de fruits contenant de la vitamine C. On doit, par contre, éviter de prendre les comprimés de fer avec du lait, car cela en diminue l'absorption, et l'association des deux risquent de tacher les dents. Par ailleurs, on peut boire du lait une heure avant ou deux heures après avoir pris les comprimés de fer.

Les activités sportives, le cinéma, la musique, peuvent aider à mieux affronter l'opération, à se relaxer et à gérer le stress.

De façon générale, la cigarette est fortement déconseillée chez l'adolescent et l'adulte. Elle l'est d'autant plus avant une opération majeure comme une correction de la scoliose. En effet, la cigarette peut diminuer la fonction pulmonaire ; or, une anesthésie générale nécessite une bonne condition pulmonaire. De plus, on sait que les patients adultes qui fument ont, de manière significative, un taux de complications chirurgicales et un risque d'infection de la plaie plus élevés ainsi qu'une moins bonne consolidation osseuse. L'alcool pris de façon abusive et la drogue sont également déconseillés avant une opération.

Il est déconseillé de prendre des médicaments sans en parler avec ton chirurgien avant l'opération. Plusieurs médicaments, comme l'aspirine ou certains anti-inflammatoires, peuvent occasionner des complications pendant et après l'opération.

Si tu portais un corset avant l'opération, demande à ton chirurgien quand tu dois cesser de le porter. On recommande généralement d'arrêter de porter le corset quatre à huit semaines avant l'opération.

Congé à planifier

Pendant les premières semaines qui suivront ton opération, tu devras te reposer à la maison et tu ne pourras pas te rendre à l'école. Pour bénéficier d'une prise en charge à domicile, il faut que tu t'informes soit auprès de l'établissement scolaire que tu fréquentes, soit auprès de l'enseignant du service hospitalier. Tu auras sûrement besoin d'une prescription de congé scolaire prolongé signée par ton médecin pour que ta demande soit acceptée.

La présence de tes parents ou de tes proches à tes côtés pendant ta convalescence est très importante. Souvent, son bon déroulement en dépend. Il serait bien que tu puisses aussi compter sur quelqu'un durant ton séjour à l'hôpital, qui devrait durer, s'il n'y a pas de complications, entre cinq et quinze jours.

De plus, tu auras besoin d'une aide à la maison pendant les deux premières semaines suivant ton opération. Tes parents devront peut-être prolonger leur arrêt de travail ou s'organiser afin que tu reçoives de l'aide d'une autre personne.

Recherche

Certains hôpitaux font des recherches cliniques sur la scoliose et te demanderont peut-être d'y participer. Tu es tout à fait libre d'accepter ou de refuser. Ta participation à un projet de recherche ne te procurera probablement qu'un minimum d'avantages immédiats. Si, par contre, tes enfants, un jour, ont une scoliose, ta collaboration pourra leur être utile.

Si tu acceptes de participer à une recherche, assure-toi d'avoir bien compris les explications de ton médecin ou de ses assistants avant de signer le formulaire de consentement éclairé. Si tu n'as pas l'âge légal, tes parents devront également signer ce formulaire.

Liste de choses à ne pas oublier

Dans le mois qui précède l'opération, il ne faut jamais prendre de l'aspirine, des vasodilatateurs ni des anti-inflammatoires non stéroidiens (AINS), car cela pourrait provoquer des saignements lors de l'intervention. Si tu utilises des anti-inflammatoires pour un autre problème de santé, tu dois voir avec l'anesthésiste ou ton médecin à quel moment il faut cesser de les prendre. Les anovulants sont, en général, arrêtés un mois avant l'opération parce que le risque d'embolie est plus grand. Informe-toi auprès de ton chirurgien ou de ton anesthésiste sur ce que tu dois faire.

N'oublie pas également :

- le formulaire de l'organisme de transfusion sanguine pour le sang autologue ;
- la carte d'assurance-maladie, celle de ta mutuelle d'assurances ou toute autre carte reconnue ;
- tes suppléments de fer, jusqu'à ton admission ;
- tout autre document relatif à ton hospitalisation (papier légal, etc.).

CHAPITRE 3

L'HOSPITALISATION

▼

Période préopératoire

Certains hôpitaux te demanderont d'arriver la veille, d'autres le matin de l'opération ou en début d'après-midi. Tu pourras ainsi visiter le service et l'on pourra compléter les examens si c'est nécessaire. Par ailleurs, si tu entres à l'hôpital le jour de l'opération, on te demandera d'arriver très tôt le matin, soit vers 6 heures. Tu devras être à jeun depuis la veille. Certaines équipes recommandent l'administration d'un lavement la veille de l'opération.

Se familiariser avec le milieu de soins et le personnel

Au moment de ton hospitalisation, tu recevras des directives de l'infirmière chargée de s'occuper de toi au service de soins. Dans certains hôpitaux, c'est l'infirmière de la consultation qui fait l'enseignement préopératoire. Il ne faut donc pas hésiter à lui poser toutes les questions qui sont restées sans réponse.

Certains hôpitaux autorisent les patients à visiter les salles d'opération et de réveil ou leur fournissent une vidéocassette pour les familiariser avec ces installations. Il ne faut pas hésiter à en faire la demande à l'infirmière. De plus, tu rencontreras plusieurs personnes qui ont un rôle à jouer dans l'intervention : chirurgien, anesthésiste, interne, assistant chirurgien, infirmières de l'étage, kinésithérapeute ou physiothérapeute, infirmières de la salle de réveil et de la salle d'opération, employés de l'étage, diététicienne, etc.

Hébergement

Tes parents pourront rester avec toi pendant la durée de ton hospitalisation. Certains hôpitaux sont pourvus de chambres pour les parents. Seul un de tes parents (ou un remplaçant) pourra dormir à l'hôpital. Les règles de vie du service de soins vous seront communiquées au moment de l'hospitalisation.

Consentement opératoire ou permis d'opérer

Légalement, tu peux accepter ou refuser une intervention chirurgicale. Si tu acceptes, un consentement doit être signé. Le consentement opératoire est le permis que tu donnes à ton chirurgien de t'opérer et à l'anesthésiste de t'endormir. Ce consentement doit être signé avant d'aller en salle d'opération. En effet, cette signature qui autorise l'intervention et l'anesthésie est obligatoire et devient un document légal qui vise à protéger les droits du patient, du médecin et de l'hôpital.

Si tu n'as pas l'âge légal (qui peut varier d'un pays à l'autre), ce document devra être signé par un de tes parents ou par ton tuteur légal (avec un papier légal autorisant la signature). Si tes parents ou ton tuteur ne peuvent se présenter pour signer le consentement avant l'opération, ils devront faire parvenir une procuration autorisant l'opération, l'anesthésie et les traitements.

Exemple d'une procuration :

J'autorise l'hôpital _____ *, le chirurgien et l'anesthésiste à procéder à l'opération, à l'anesthésie et aux traitements jugés nécessaires pour mon enfant.*

Signature : _____ Témoin : _____

Lien avec l'enfant : _____ Date : _____

L'anesthésiste

L'anesthésiste-réanimateur viendra te voir avant l'opération. Il t'examinera à son tour, il voudra savoir si tu as des allergies et des problèmes de santé, comme de l'asthme. Il s'assurera que tes radiographies et ta fonction pulmonaire sont normales et s'assurera que tu n'as pas d'infection des voies respiratoires. Il te parlera de la douleur que tu ressentiras après l'opération et de tous les moyens dont on dispose, à l'heure actuelle, pour l'évaluer, l'éviter ou pour la soulager efficacement. L'anesthésiste te parlera des médicaments qu'il utilisera et des effets secondaires. Si tu es un peu stressé ou si tu penses que tu auras de la difficulté à t'endormir la veille de l'opération, tu pourras lui demander un calmant pour mieux dormir ou une médication avant d'aller à la salle d'opération.

Le chirurgien

Tu recevras la visite de ton chirurgien la veille ou le matin même de ton opération. Il s'assurera que tu as bien compris l'intervention. Il doit t'informer clairement des résultats escomptés, mais également des complications possibles. C'est encore le temps de poser des questions et d'exprimer tes craintes.

Matin de l'opération

- Tu dois être à jeun, c'est-à-dire ne pas avoir mangé ni bu depuis minuit la veille. L'eau, la gomme à mâcher et les bonbons sont aussi interdits. Le jeûne avant une intervention chirurgicale est absolument nécessaire pour éviter les risques de vomissement et d'inhalation pulmonaire durant l'opération.

- Tu dois te laver au complet avant l'opération, y compris les cheveux. Tes ongles doivent être propres et courts (pas de vernis). Tu dois éviter les crèmes parfumées et les parfums. Si tes cheveux sont longs, tu dois utiliser des attaches non métalliques, comme des élastiques, pour les retenir.

- Médicaments courants: si tu prends des médicaments de façon régulière (par exemple, de l'insuline, des anticonvulsivants, la pilule anticonceptionnelle) tu dois en aviser ton chirurgien et l'anesthésiste. Il faut que tu apportes tes médicaments à l'hôpital au moment de ton admission, cela facilite la description de ton traitement. Règle générale, les médicaments sont donnés par l'hôpital, mais certains dosages peuvent être changés.

- Si tu prends la pilule anticonceptionnelle, tu dois en parler avec ton médecin, car certains hématologues suggèrent l'arrêt de la pilule un mois avant l'opération.

- Savonnage: certains chirurgiens demandent un savonnage du dos. Il est possible que ce savonnage, qui vise à bien nettoyer le dos avant l'opération, soit fait dans ta chambre. Au besoin, si le chirurgien estime que c'est nécessaire, il peut y avoir un rasage avant le savonnage.

- Tu dois enlever tous tes bijoux, prothèses ou orthèses (verres de contact, prothèse auditive, appareil dentaire, etc.). En ce qui concerne les verres de contact, on ne peut pas les garder lors de l'opération ni durant les jours qui suivent. Il faut prévoir apporter une paire de lunettes à l'hôpital si tu as l'habitude d'en porter.

- Tu ne dois porter aucun maquillage le matin de l'intervention.
- Tu dois enlever, s'il y a lieu, ton vernis à ongles (aux mains et aux pieds), car les infirmières et les médecins peuvent ainsi voir ta coloration et vérifier ton oxygénation. Il s'agit là d'un élément de surveillance important durant la période opératoire.

La chirurgie

Départ pour la salle d'opération

En ce qui concerne l'accompagnement, tu dois savoir que tes parents pourront rester avec toi jusqu'à l'entrée de la salle d'opération, mais que tu entreras seul dans la zone stérile.

- Si tu tiens à apporter un « doudou », une photo, un porte-bonheur ou quelque chose d'autre avec toi en salle d'opération, c'est possible de le faire.
- On te transportera à la salle d'opération sur un brancard, une civière ou sur le lit de ta chambre. Tu reviendras par la suite dans ton lit. Tout cela afin d'éviter de trop te bouger après l'opération.

La salle d'opération

Quand tu arriveras au bloc opératoire, tu seras accueilli par les infirmières qui te transporteront dans la salle d'opération et s'occuperont de toi pendant toute l'intervention. C'est alors que commence l'aventure. La salle d'opération est souvent froide et très éclairée. Il y a plusieurs appareils qui serviront à contrôler tes fonctions vitales. Bien que l'opération nécessite que tu sois couché à plat ventre ou sur le côté, on te couchera d'abord sur le dos pour t'endormir.

Dans certains hôpitaux, il y a un salon où les parents peuvent aller attendre et se reposer pendant l'opération. C'est dans le salon des parents que le médecin va habituellement expliquer comment s'est déroulée l'intervention. Tes parents pourront s'informer de ton état ainsi que du déroulement de ton opération auprès des infirmières de la salle d'opération ou de l'unité de soins. En général, l'opération, lorsqu'il s'agit d'une fusion postérieure isolée, dure de cinq à six heures.

Déroulement de l'opération

Installation

On te placera sur le dos pour commencer l'induction de l'anesthésie et l'installation du matériel de monitorage. Puis, une fois que tu seras profondément endormi, on te tournera sur le ventre ou sur le côté pour débuter l'intervention.

L'installation des appareils est faite par les infirmières, l'aide-anesthésiste et l'anesthésiste. On collera des électrodes sur ta peau et on les reliera à un cardioscope pour suivre ton pouls; on te mettra aussi un saturomètre (une sorte de pince installée à l'un des doigts et qui ne cause aucune douleur) pour connaître ton oxygénation, un brassard pour prendre ta tension artérielle ainsi qu'un cathéter veineux de perfusion (soluté, sérum).

C'est habituellement l'anesthésiste qui pique sur la main pour installer la perfusion. Cela lui permet de bien t'hydrater et de t'administrer des médicaments pour t'endormir. C'est dans la tubulure de cette perfusion que tous les médicaments dont tu auras besoin pendant l'opération seront injectés.

Lors de certaines opérations, la mesure de la pression dans l'oreillette droite (une des quatre cavités du cœur) ou dans la veine cave (une grosse veine du thorax) constitue un élément essentiel du monitorage ; en effet, il renseigne l'anesthésiste sur la quantité de sang et de liquide à administrer. C'est pour cette raison que l'anesthésiste installe un cathéter veineux central. Pour installer ce cathéter, on utilise habituellement la veine jugulaire (veine du cou) ou la veine sous-clavière (une veine du thorax qui se trouve sous la clavicule). On garde ce cathéter pendant quelques jours après l'opération. Comme ce cathéter ne sera installé qu'une fois que tu seras bien endormi, tu ne sentiras absolument rien.

Une fois que tu seras endormi, d'autres sondes seront placées : une sonde gastrique pour éliminer les sécrétions gastriques, une sonde urinaire pour contrôler l'élimination des urines et un cathéter artériel pour surveiller ta tension et ton oxygénation.

Si un moniteur de potentiel évoqué est utilisé lors de ta chirurgie, on installera des électrodes sur ta tête et tes pieds. Ces électrodes, reliés à un ordinateur, permettront de suivre tout au long de ta chirurgie l'intégrité du trajet nerveux vers les extrémités de tes membres.

Anesthésie

Tu seras endormi par l'anesthésiste. Il te fera respirer dans un masque et il injectera dans la tubulure de la perfusion les médicaments qui t'endormiront très rapidement. Une fois que tu seras endormi, l'anesthésiste procédera à l'intubation, geste qui consiste à introduire un tube dans la trachée en passant par la bouche. L'intubation permet un accès très sûr à tes voies aériennes pour assurer la ventilation des poumons et l'oxygénation parfaite de tout ton organisme durant l'opération.

Après l'induction, l'anesthésiste assure le maintien de l'anesthésie. Il utilise du protoxyde d'azote (gaz) avec des opiacés (des dérivés de la morphine) pour contrôler la douleur et des relaxants musculaires (curares) pour contrôler le relâchement

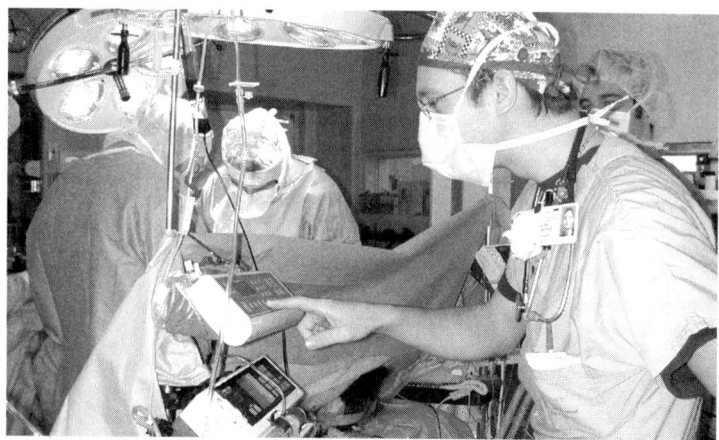

musculaire nécessaire. Durant toute l'opération, l'anesthésiste est aussi responsable de veiller aux remplacements liquidiens, incluant les pertes sanguines. Si le saignement le justifie, il pourrait être amené à te transfuser (seulement si cela est nécessaire) tout en respectant les engagements qu'il a pris avec toi et tes parents.

C'est par la surveillance constante, par l'utilisation des différents médicaments et par les remplacements liquidiens appropriés que l'anesthésiste maintient tes fonctions vitales aussi proches que possible de la normale au cours de toute l'intervention.

Transfusions sanguines

La correction de la scoliose s'accompagne de pertes sanguines. Pour cette raison, et à moins de contre-indication, la stratégie transfusionnelle actuelle repose sur plusieurs éléments qui pourront être utilisés: hémodilution, récupération du sang perdu (autotransfusion), sang autologue et peut-être, éventuellement, stimulation de la production sanguine.

L'hémodilution consiste à prélever du sang chez le patient et à le remplacer par du soluté une fois qu'il est endormi. De cette façon, il perd moins d'hémoglobine lors du saignement en début d'opération. Le sang prélevé est redonné un peu plus tard durant l'opération.

L'autotransfuseur sert à récupérer le sang perdu dans la plaie au cours de l'opération, à laver les globules rouges pour enlever les impuretés et, ensuite, à les transfuser de nouveau.

Enfin, si des transfusions sont nécessaires, on utilise d'abord le sang du patient mis en réserve ou, si cela devient indispensable, on se tourne vers des unités de sang fournies par des banques de sang. Pendant toutes les étapes de l'opération, le taux d'hémoglobine est vérifié régulièrement pour ne transfuser que ce qui est vraiment nécessaire.

C'est par la surveillance constante, par l'utilisation des différents médicaments et par les remplacements liquidiens appropriés que l'anesthésiste maintient tes fonctions vitales aussi proches que possible de la normale au cours de toute l'intervention.

L'anesthésie comporte-t-elle vraiment des risques ? Lors d'une anesthésie générale, on abandonne sa conscience à une autre personne. Il est normal qu'on craigne de ne pas se réveiller. L'anesthésie générale moderne est très sûre. Les décès qui lui sont directement attribuables, chez une population en bonne santé, sont extrêmement rares, la fréquence variant probablement de 1/10 000 à 1/100 000 anesthésies.

Incision

Lorsque tu seras endormi, le chirurgien désinfectera ta peau à l'aide d'un produit à base de proviodine iodée. Si tu es allergique à l'iode, il faudra en aviser l'infirmière au moment de ton admission car, dans ce cas, d'autres produits pourront être utilisés. Le chirurgien commencera par désinfecter ton dos si tu as une approche postérieure ; sinon il désinfectera ton côté si tu as une approche antérieure. On te couvrira ensuite de grands draps stériles pour prévenir l'infection. Le chirurgien pratiquera ensuite une incision le long de ta colonne ou le

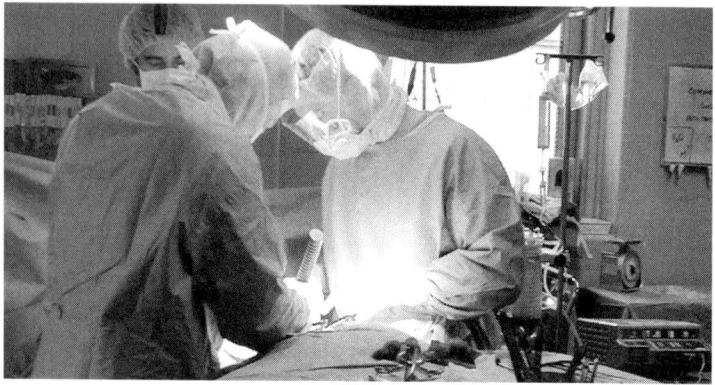

long de ton flanc. La longueur de l'incision dépend du type de scoliose, de l'instrumentation utilisée, du chirurgien, etc.

Si le chirurgien décide de faire une greffe osseuse à l'aide de l'os de la crête iliaque, il se peut qu'il fasse une incision au niveau du bassin.

Certains chirurgiens utilisent une traction pour aider à réduire la scoliose. Si c'est le cas, on installera des poids à chacun de tes pieds pour soumettre ta colonne à une élongation ; cela se fera après le début de l'anesthésie alors que tu es placé en position ventrale.

Instrumentation

On utilise des vis, des crochets et des tiges qui sont en acier inoxydable ou en titane. Ces matériaux sont couramment

L'hospitalisation

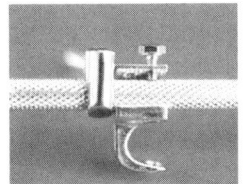
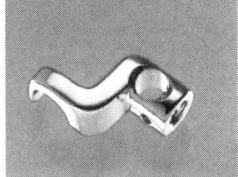
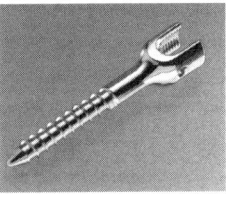

Tige avec crochet   *Crochet*   *Vis*

utilisés en orthopédie et sont bien tolérés par le corps humain. Un rejet de ce genre de métaux est exceptionnel. La recherche se poursuit sur l'usage des anciens et des nouveaux matériaux afin de mieux connaître la capacité de l'organisme de les tolérer.

Mise en place du matériel et correction

Il existe plusieurs techniques similaires pour le traitement chirurgical de la scoliose. Quelle que soit la technique chirurgicale utilisée, elle vise essentiellement deux choses : la mise en place du matériel et la correction.

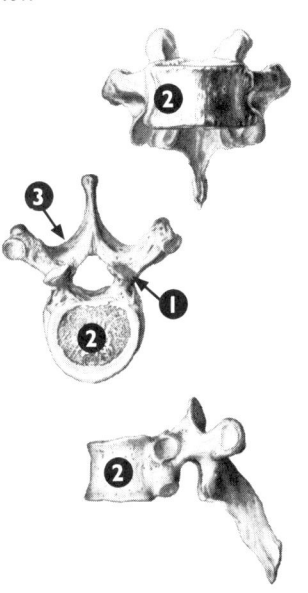

En cas d'opération postérieure, lorsque l'identification des vertèbres est faite, le chirurgien, s'il y a lieu, place des vis à travers les pédicules (1) jusqu'au fond du corps vertébral (2), pose des crochets sur la lame vertébrale (3) ou contre le pédicule. En cas d'opération par voie antérieure, le chirurgien met en place des vis dans le corps vertébral et enlève les disques intervertébraux.

Puis, dans tous les cas, deux tiges sont ensuite mises en place. La correction est obtenue à l'aide de ces deux tiges installées de chaque côté de la colonne vertébrale. Une des tiges servira à faire la correction et l'autre tige maintiendra cette correction.

Fusion

La greffe osseuse est réalisée à partir d'une petite quantité d'os prise soit sur la crête iliaque (bassin), soit à partir des apophyses épineuses ou encore d'os synthétiques et mis le long de la colonne vertébrale, dont les apophyses épineuses et les articulations ont été préalablement mises à vif. C'est la greffe qui servira à assurer le maintien de la correction à long terme. Le rôle de l'ins-

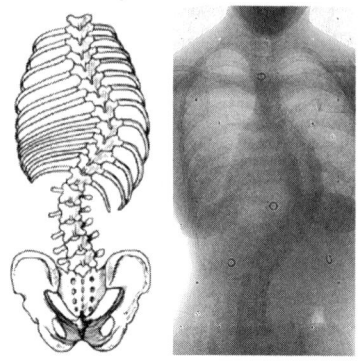

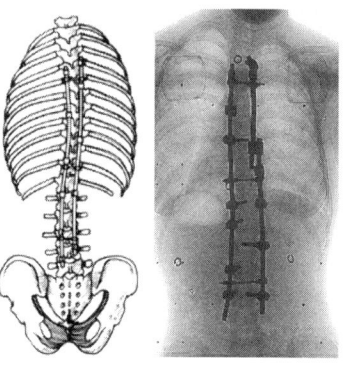

En haut: avant l'opération.
En bas: après l'opération.

trumentation métallique est, bien entendu, d'obtenir une correction immédiate de la scoliose, mais surtout de maintenir cette correction le temps nécessaire à l'obtention d'une greffe solide dans la position corrigée. Après plusieurs mois, l'os mis entre les vertèbres se soudera et permettra de garder le matériel bien en place. S'il n'y avait pas de greffe, le système mécanique pourrait se fatiguer, faiblir et même se briser. Il est possible que le chirurgien utilise des substituts osseux pour compléter la greffe.

Certains sont dérivés de tissus organiques et ne peuvent être utilisés qu'avec ton accord ou celui de tes parents, comme pour les produits sanguins.

Test d'éveil

À la fin de la mise en place du matériel, avant de fermer la plaie, il est important de s'assurer que la correction de la scoliose ne nuit pas au fonctionnement de la moelle épinière. Cette surveillance est assurée, dans la plupart des cas, par le monitorage médullaire, mais plusieurs chirurgiens complètent cette surveillance par un test d'éveil. Pour cela, l'anesthésie est diminuée jusqu'au point où tu te réveilles. L'anesthésiste te demande alors de bouger les pieds, ce qu'un assistant vérifie. On appelle ce test le « test d'éveil » car il faut te réveiller pour le réaliser. Tu ne dois pas t'inquiéter car, une fois le test effectué, l'anesthésiste te rendort immédiatement ; règle générale, on ne garde aucun souvenir de cet « éveil ». Aussi extraordinaire que cela puisse paraître, les médicaments antidouleur administrés durant l'anesthésie font que tu ne ressens pas de douleur, même une fois éveillé. Si tu as des inquiétudes à ce sujet, parles-en à l'anesthésiste.

Bien que cela soit extrêmement rare, si le test d'éveil révèle une faiblesse ou une paralysie, le chirurgien diminue alors la tension sur les crochets jusqu'à la disparition des symptômes et fixe la colonne dans cette position. Si la paralysie ne régresse pas en modifiant la tension, il peut être indiqué, si cela est possible et si la condition du patient le permet, de retirer tout le matériel (tiges, crochets et vis) et de traiter autrement.

Fin de l'opération

Lorsque le redressement de ta colonne vertébrale sera terminé, on fermera la plaie et l'on te mettra un pansement. L'intervention aura duré entre quatre et six heures. On te replacera alors dans ton lit, on retirera les tubes qui ne sont plus nécessaires et l'on commencera à te réveiller. Tu seras amené à la salle de réveil ou aux soins intensifs dans ton propre lit.

Types d'instrumentation

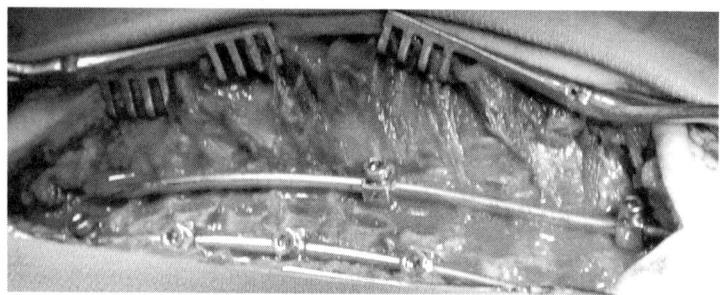

La plupart des systèmes d'instrumentation reposent sur des principes semblables lors des approches postérieures. Différentes firmes produisent des types d'instrumentation similaires dont le choix dépend de l'expérience personnelle du chirurgien.

Cotrel-Dubousset Horizon: instrumentation créée par deux chirurgiens français, le docteur Y. Cotrel et le professeur J. Dubousset.

Colorado: instrumentation créée par deux chirurgiens français, les docteurs D. Chopin et P. Roussouly.

USS (Universal Spine System): instrumentation créée par les docteurs M. Aebi de Montréal et J. Webb d'Angleterre.

TSRH (Texas Scottish Rite Hospital): instrumentation créée à cet hôpital américain.

Moss-Miami: instrumentation conçue par le docteur H. Schuffelbarger, de Miami.

Lors des approches antérieures, les systèmes utilisés font appel à des vis et à une ou deux tiges.

Cotrel-Dubousset-Hopf : matériel adapté par le docteur Hopf (Allemagne) selon les principes du Cotrel-Dubousset.

Kaneda : mis au point au Japon.

TSRH et *Colorado* qui peuvent être également utilisés dans ce cas.

Autres techniques chirurgicales

La thoracoplastie

La thoracoplastie consiste à remodeler la bosse de ton dos en raccourcissant certaines côtes. Cela permet de diminuer l'importance de la gibbosité. Comme la motivation principale de l'opération est souvent l'esthétique, cette pratique devient de plus en plus populaire. Cette technique demande une procédure additionnelle lors de la correction et peut occasionner certaines difficultés respiratoires. Les patients qui ont une thoracoplastie vont la plupart du temps passer les premières nuits postopératoires aux soins intensifs pour surveillance étroite de la condition pulmonaire.

La thoracotomie

La correction de certaines déformations pourrait exiger également une approche antérieure qui nécessitera une thoracotomie (ouverture du thorax) où on enlèvera la plupart du temps une côte pour permettre au chirurgien de travailler. Cette technique peut être utilisée seule ou avec mise en place d'un matériel de correction et de stabilisation. Elle peut aussi être utilisée lors d'un premier temps opératoire consacré à relâcher la colonne vertébrale et permettre une meilleure correction avec moins de risque lors d'un deuxième temps opératoire par voie postérieure. Il est possible que cette libération antérieure soit réalisée par une thoracoscopie (utilisation de l'image fournie par une caméra vidéo ne nécessitant que trois à cinq incisions de 1 cm).

De nombreuses recherches sont faites sur de nouvelles instrumentations. La technique de fusion par endoscopie est une des nouvelles techniques qui permet de corriger certaines courbures du rachis à l'aide d'une instrumentation installée sous la vue de caméras miniatures. La chirurgie ne demande donc pas une longue incision mais plutôt de petits trous. Cette technique n'est pour le moment employée que dans certains centres hospitaliers, car son efficacité à long terme n'a pas encore été démontrée.

Les complications peropératoires et postopératoires

Les complications pendant l'opération sont très rares et la plupart des opérations se font sans problème. Malheureusement, dans certains cas, une ou des complications peuvent survenir. Heureusement, dans la majorité des cas, on peut remédier immédiatement à ces complications grâce à l'expérience et à la compétence de l'équipe médicale et infirmière.

Durant la période de convalescence, les deux ou trois premiers jours sont les plus critiques. Des examens précis et fréquents sont nécessaires pour prévenir les complications qui peuvent survenir à la suite de toute intervention chirurgicale. Il faut quand même noter que le taux de complications significatives est faible si l'opération est réalisée par un chirurgien expérimenté.

Certains problèmes médicaux préexistants peuvent augmenter le risque de complications; cette situation peut être corrigée grâce à une planification appropriée. C'est pour ces raisons que tu auras des consultations spécialisées et des examens à passer, afin de minimiser les risques de complications.

Parmi ces complications possibles mais rares en salle d'opération, il convient de mentionner les suivantes.

Les complications pouvant être associées aux opérations du rachis

Complications neurologiques

La correction de la scoliose peut exceptionnellement entraîner un accident neurologique. Les risques de complications neurologiques ont été estimés à 0,72 % par l'organisme américain Scoliosis Research Society et 52 % des patients touchés ont eu une récupération complète alors que 41 % ont eu une rémission partielle (Orthopaedic knowledge Update 5, AAOS, 1999). Il y a plusieurs causes à ces problèmes neurologiques. L'une d'entre elles est certainement mécanique, lorsqu'il y a compression de la moelle épinière soit par les crochets, soit par les vis, soit par les tiges, soit par un hématome épidural. Le chirurgien opère à proximité des structures nerveuses et il peut accrocher accidentellement la membrane protégeant la moelle épinière (brèche de la dure-mère) ou comprimer la moelle. Les complications neurologiques peuvent aussi être provoquées par l'étirement de la moelle épinière lors de la correction. Évidemment, plusieurs tests effectués pendant l'opération permettent d'éviter la plupart des déficits neurologiques importants et permanents.

La surveillance de la fonction neurologique est également importante durant la période postopératoire. L'évaluation de l'activité motrice des membres supérieurs et inférieurs ainsi que celle de la sensibilité est nécessaire. Les problèmes neurologiques ont été rapportés jusqu'à 72 heures suivant l'opération. Les complications neurologiques découvertes rapidement présentent un meilleur pronostic, car un traitement peut être entrepris rapidement.

Hémorragie

L'hémorragie est une complication qui peut survenir pendant l'opération (3 %). Comme cela arrive ordinairement en salle d'opération, on peut plus facilement réagir rapidement et donner les liquides (sang, sérum) nécessaires au maintien d'une bonne tension artérielle.

Complications respiratoires

Pendant l'opération, un pneumothorax et/ou un hémothorax peuvent exceptionnellement survenir à la suite de la pénétration d'un instrument dans la plèvre (membrane qui recouvre les poumons et le cœur, permettant aux poumons de bien respirer en restant bien gonflés) ou lorsque le chirurgien doit couper une ou des côtes (thoracoplastie). Lorsque ce type de complication survient, le chirurgien place un drain dans la cavité pleurale pendant quelques jours pour en vider son contenu. Le drain permettra de mieux respirer et d'éliminer le sang, corrigeant ainsi le problème.

Après l'opération, l'hygiène pulmonaire (favoriser la toux, pratiquer des respirations profondes et favoriser une mobilisation précoce) diminue le risque d'infection pulmonaire. Il est essentiel de bien faire les exercices respiratoires après l'opération même si cela occasionne des douleurs lors des toussotements.

Complications intestinales

Lors d'une opération avec approche antérieure, le chirurgien peut léser accidentellement le péritoine ou, rarement, un organe abdominal (rein, foie, rate...). Étant donné que ce genre d'accident survient en salle d'opération, le chirurgien se rend compte rapidement de l'incident et peut y remédier immédiatement.

À la suite d'une opération, le ballonnement et les nausées sont des phénomènes courants. C'est pour ces raisons qu'on reprend l'alimentation progressivement, selon la tolérance de chaque patient. De plus, chez certains patients, un arrêt temporaire du transit intestinal peut survenir après une intervention à la colonne vertébrale ; il s'agit là d'une complication qui demande une surveillance attentive avant qu'on puisse reprendre l'alimentation.

La combinaison du fer, du traitement antidouleur et de l'inactivité favorise la constipation. Un lavement pourrait t'être donné si tu n'as pas réussi à faire ta première selle à la quatrième ou à la cinquième journée postopératoire. On te prescrira également un laxatif qui préviendra cette complication.

Fracture

Lorsque le chirurgien fixe l'instrumentation sur les vertèbres, il est possible qu'une structure osseuse se brise. En général, cela n'a pas de conséquence fâcheuse, car il suffit de modifier l'implantation du matériel.

Les complications pouvant être associées à toutes anesthésies et opérations

Complications infectieuses

L'infection est l'une des complications les plus fréquentes lors d'une opération chirurgicale. Plus l'opération est complexe et importante, plus elle risque d'être associée à une perte de sang importante, à une anesthésie plus longue et à un temps opératoire où les structures anatomiques sont exposées plus longuement. Toutes ces conditions peuvent augmenter significativement le risque d'infection. On dit, dans la littérature médicale, qu'une fusion vertébrale faite avec instrumentation a un taux d'infection possible de 1 à 5 %.

Le patient lui-même est un réservoir de micro-organismes pathogènes qui pourraient contaminer le site chirurgical et, même si un traitement d'antibiotique est donné, l'infection peut quand même s'installer. De plus, certains facteurs de risques tel que l'âge avancé, la malnutrition, l'obésité, un diabète mal contrôlé, l'immunosuppression, une thérapie par stéroïdes (corticoïdes), une infection existante (infection urinaire), une période préopératoire hospitalisée prolongée peuvent augmenter les risques d'infection.

On rapporte plusieurs cas d'infection étant survenus un à sept ans après une instrumentation du rachis. Cette infection est découverte à la suite d'une réapparition des douleurs.

Infection de la plaie

Le pansement stérile mis sur la plaie le jour de l'opération sera maintenu en place pendant au moins 48 heures afin de permettre la cicatrisation et de prévenir l'entrée des bactéries dans la plaie. Le pansement sera vérifié de façon régulière. L'infirmière surveillera étroitement ta température. Certaines prises de sang permettront de vérifier les globules blancs et aideront à la détection d'une infection. Si on soupçonne la présence d'une infection de la plaie (écoulement, rougeur, œdème, élévation de la température corporelle et des globules blancs), on fera des cultures de sang et de plaie. Des antibiotiques seront aussitôt administrés. Dans de très rares cas, des infections plus graves, comme une septicémie, peuvent se présenter; cela demande alors un plus long traitement d'antibiotiques intraveineux. Dans de rares cas, on doit retourner à la salle d'opération pour nettoyer la plaie en profondeur et retirer l'instrumentation.

L'hospitalisation

Infection urinaire

La sonde urinaire est une source potentielle d'infection. Elle sera donc enlevée aussitôt que tu pourras bouger suffisamment pour utiliser le bassin au lit. Si une infection urinaire est soupçonnée et qu'une culture d'urine confirme sa présence, on commencera un traitement avec des antibiotiques.

Infection nosocomiale

Les infections nosocomiales sont les infections transmises à l'hôpital, au patient, par les visiteurs, par le personnel soignant ou par un autre patient. Il ne faut pas oublier que les mains sont les plus grands véhicules de la propagation de l'infection. Il faut donc se laver les mains et demander aux infirmières ou aux médecins de le faire aussi avant chaque traitement. Cela peut éviter de sérieuses complications.

Complications circulatoires (thrombophlébite)

La thrombophlébite est exceptionnelle chez l'enfant, mais elle peut se voir chez les adolescents et devient beaucoup plus fréquente chez les adultes de plus de 30 ans. Certaines interventions chirurgicales, la position couchée prolongée et l'immobilisation durant un certain temps sont des facteurs de risque de la thrombophlébite. De plus, un terrain familial, l'usage du tabac et la prise de contraceptifs oraux favorisent aussi cette maladie. D'ailleurs, les hématologistes de certains hôpitaux suggèrent l'arrêt total des contraceptifs oraux, pendant le mois qui précède l'opération afin de diminuer le risque de problèmes circulatoires. Par ailleurs, dans certains cas, on pourrait utiliser des anticoagulants pendant la période d'alitement pour prévenir les complications.

Il existe une différence entre la phlébite et la thrombophlébite. La phlébite est une inflammation des veines généralement associée aux varices ou à des ponctions veineuses (prises de sang). Elle présente peu de risques de complication. La phlébite des veines profondes est par contre un problème plus grave, car elle peut mener à la formation de thrombus (caillots de sang) : c'est la thrombophlébite. Ces caillots peuvent à leur tour provoquer une embolie pulmonaire (obstruction brusque des artères pulmonaires).

Une thrombophlébite s'accompagne habituellement de douleur et de sensibilité au mollet ou à l'aine, avec ou sans gonflement. La présence d'une douleur au mollet lors de la flexion du pied avec la jambe tendue est un signe révélateur de cette maladie.

Arrêt cardiaque

Le risque d'un arrêt cardiaque est toujours possible lorsqu'il y a anesthésie. Il est de cause multiple, parfois imprévisible. La perte sanguine ou le défaut d'oxygénation peuvent le provoquer. La surveillance peropératoire de toutes les fonctions vitales (rythme cardiaque, tension artérielle, rythme respiratoire, oxygénation du sang) permet de réduire au maximum le risque de cette rare complication.

Heureusement, l'anesthésiste qui supervise l'opération est expert dans ce domaine et s'occupe de la réanimation si, par malheur, un arrêt cardiaque devait survenir.

CHAPITRE 4

La période postopératoire
▼

Salle de réveil

Après l'opération, tu te réveilleras dans une salle appelée, à juste titre, salle de réveil. C'est à ce moment-là que tu pourras ressentir la douleur et qu'on continuera l'administration d'un médicament pour te soulager. Une infirmière sera constamment sur place pour surveiller tes signes vitaux (pouls, tension artérielle, rythme respiratoire). Pendant que tu seras dans la salle de réveil, le chirurgien rencontrera tes parents pour leur expliquer comment l'opération s'est déroulée et leur donner de tes nouvelles.

Il y a certains hôpitaux qui permettent aux parents d'entrer dans la salle de réveil. Mais il y a de fortes chances que tu ne te rappelles pas de ce passage, donc que tu ne les vois pas. Selon les hôpitaux et selon ta condition, la première nuit peut se passer à la salle de réveil, aux soins intensifs ou dans ta chambre. Si tu n'es pas dans ta chambre, le transfert devrait se faire le lendemain ou le surlendemain lorsque ton état sera stable.

De façon générale, les 48 à 72 heures suivant l'opération demandent une attention particulière.

Contrôle de la douleur

À la sortie de la salle d'opération, tu seras encore sous l'effet de l'anesthésie. Toutefois, dès ton réveil, la douleur commencera à se faire sentir. C'est à ce moment que tu pourras commencer à utiliser la pompe à morphine. On appelle aussi cette pompe PCA (Patient Controlled Analgesia), c'est-à-dire analgésie contrôlée par le patient (APC). Elle contient de la morphine ou un autre opiacé.

Cette pompe te permettra de t'administrer le médicament antidouleur chaque fois que tu as mal. Elle sera installée à la salle de réveil et tu la garderas pendant au moins 48 heures. Les infirmières te demanderont régulièrement d'évaluer ta douleur sur une réglette. Si tu souffres malgré tout, tu devras en aviser l'infirmière qui contactera l'anesthésiste afin que le traitement soit ajusté.

Comment fonctionne la pompe APC (PCA)?

La pompe, contenant le médicament antidouleur, sera reliée à ta perfusion. Chaque fois que cela sera nécessaire, tu n'auras qu'à presser un bouton qui ressemble à une sonnette pour que le médicament soit injecté. La pompe APC (PCA) est programmée afin que tu puisses recevoir une dose de médicament suffisante pour soulager ta douleur sans t'endormir. Tu seras plus confortable tout en gardant le contrôle de la situation.

La posologie de la pompe à morphine diminuera chaque jour, car tu l'utiliseras de moins en moins. La pompe sera rapidement remplacée par des médicaments antidouleur qui se prennent par la bouche. Ils te seront donnés de façon régulière durant les 24 premières heures, puis te seront donnés par la suite, selon tes besoins. Il ne faudra pas attendre d'avoir très mal pour demander un calmant, car les médicaments de cette sorte mettent un certain temps avant d'agir.

Les narcotiques produisent certains effets secondaires comme des nausées, de la somnolence, des démangeaisons. Les yeux peuvent devenir plus secs et la sensibilité peut diminuer. Si tu as une intolérance à la morphine, d'autres narcotiques, comme le démérol, peuvent aussi être utilisés.

Dans certaines situations, on utilise une péridurale pour contrôler la douleur. La péridurale est une anesthésie administrée par un cathéter qu'on installe dans le canal rachidien lors de l'opération. Ce cathéter est relié à une perfusion en continu d'un médicament contre la douleur. Tu devrais te renseigner, avant l'opération, sur le moyen qui sera utilisé pour soulager ta douleur.

Les infirmières utiliseront des échelles d'évaluation pour quantifier la douleur. En voici deux exemples:

- Échelle de douleur pour petit enfant (Objective Pain Scale): l'infirmière remplit un score de douleur en observant le comportement de l'enfant.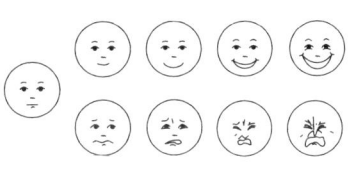

- Échelle Visuelle Analogique (Thermomètre de la douleur): tu dois indiquer l'intensité de ta douleur en déplaçant le curseur: plus tu vas vers la droite, plus la douleur est grande.

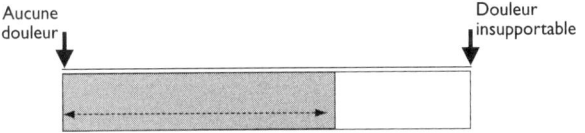

Si tu possèdes ta propre façon de contrôler la douleur (la musique, la télévision, les massages), c'est le moment d'y avoir recours.

Comme le seuil de tolérance à la douleur varie selon chaque patient, il ne faut te comparer à quelqu'un d'autre. Dans ton cas, être bien soulagé afin que tu puisses bouger le plus rapidement possible et éviter les complications associées à la station prolongée au lit est d'une grande importance.

Soins postopératoires

Examens neurologiques et signes vitaux

Des examens précis et fréquents de la circulation sanguine, des membres supérieurs et inférieurs, ainsi que des examens de la sensibilité, du mouvement et de la force sont essentiels dans la prévention et le monitorage des déficits neurologiques. On vérifiera régulièrement ta respiration et ton pouls, surtout durant la période d'utilisation de la pompe APC (PCA).

Œdème

Il se peut que tu sois gonflé après l'intervention chirurgicale. L'œdème s'explique par la grande quantité de liquides (solutés et sang) que tu auras reçus, principalement par voie intraveineuse, ainsi que par le maintien prolongé dans la même position durant toute l'opération. Cet œdème est souvent plus important au visage et aux mains. Il peut durer de deux à trois jours et régresse avec le temps.

Perfusion

On maintiendra une perfusion pendant plusieurs jours afin que tu sois bien hydraté. Cela permettra aussi aux infirmières de te donner certains médicaments. C'est dans cette perfusion que sera branchée la pompe à morphine. Il est possible que tu aies plus d'une perfusion pendant les 24 premières heures. Au fil des jours, elles seront retirées. En principe, on devrait t'enlever la dernière perfusion lorsque tu mangeras normalement.

Sonde gastrique

Il s'agit d'un tube qui sert au drainage gastrique durant l'opération. Il est introduit par une narine et se rend jusqu'à l'estomac. Il en vide le contenu et prévient l'accumulation des sécrétions. Il devrait être retiré à la fin de l'intervention, avant ton réveil. Par contre, il se pourrait qu'il soit toujours en place à ton réveil si le drainage a été très important durant l'opération ou si tu as des nausées. Ce tube empêche les nausées et les vomissements, ce qui s'avère très désagréable après ce genre d'opération.

Sonde urinaire

La sonde urinaire est un tube qui entre dans l'urètre et qui se rend jusqu'à la vessie pour en vider le contenu. Elle te sera très utile étant donné que tu ne pourras pas te déplacer ni bouger suffisamment pour qu'on t'installe sur un bassin. Tu conserveras cette sonde au moins jusqu'à ce qu'on enlève la pompe à morphine, soit pour une durée minimale de trois jours. Après le retrait de la sonde, tu urineras d'abord dans un bassin, étant donné que la douleur sera encore présente et que cela t'empêchera de bouger facilement. Puis, tu arriveras à te rendre aux toilettes de toi-même.

Cathéter artériel

Il s'agit d'un cathéter qui est installé dans une artère du poignet et qui ressemble au tube placé dans les veines. Il permet de mesurer de façon continue la tension artérielle pendant l'opération ; il permet aussi d'effectuer des prélèvements sanguins. Il est normalement retiré avant que le patient ne s'éveille, mais il arrive que la condition de ce dernier exige qu'on le laisse en place pendant un jour ou deux.

Plaie

L'infirmière examinera souvent le pansement que tu auras dans le dos afin d'en vérifier la propreté. Un pansement, plus léger après quelques jours, sera conservé une quinzaine de jours, puis enlevé. Il est possible qu'on l'enlève avant ton départ de l'hôpital. Si tu as des agrafes ou des fils, on les retirera entre le dixième et le quinzième jour. Si tu n'as que des petits pansements collants (Stéristrip™) qui rapprochent les deux côtés de la plaie, il ne faudra pas les enlever, car tu risquerais ainsi de faire saigner ta plaie et de nuire à la cicatrisation. On te permettra de prendre une douche ou un bain 24 à 48 heures après que le pansement aura été enlevé.

Hémovac, Redon

Très fréquemment, le chirurgien installe un tube servant à drainer l'excédent de sang de ta plaie pour que tu n'aies pas d'hématome. Le drain de plaie sera habituellement retiré au cours des premiers jours postopératoires. Son retrait peut occasionner une sensation de brûlure, c'est pourquoi tu pourras demander un médicament antidouleur (antalgique) avant qu'on l'enlève.

Drain thoracique

Il s'agit d'un tube qui sort du thorax et qui draine le sang et l'air de la cavité pleurale. Ce tube sera inséré si le chirurgien a choisi une approche antérieure ou s'il décide que ta condition l'exige. Parfois, deux drains thoraciques sont nécessaires. Le tube peut provoquer un inconfort lors des exercices respiratoires; dans un tel cas, les infirmières t'expliqueront comment minimiser cet inconfort en adoptant une position appropriée. Le tube sera retiré au cours des premiers jours suivant l'opération. Son retrait peut provoquer une sensation de brûlure et tu pourras demander, avant qu'on l'enlève, un médicament antidouleur (antalgique).

Prélèvements sanguins

De façon régulière, on prélèvera de ton sang en piquant, soit le bout de tes doigts, soit dans une veine afin de vérifier le taux d'hémoglobine (quantité de globules rouges, transporteurs d'oxygène) et de plusieurs autres substances présentes dans le sang. Il est important de bien connaître ton état général avant de te laisser quitter l'hôpital. Si le taux d'hémoglobine est trop bas, le médecin demandera à l'infirmière de te donner une unité de sang et te prescrira du fer pour corriger ton anémie. Il te recommandera également de bien manger pour accélérer ta récupération.

Spirométrie

Il est important que tous les patients opérés aient une bonne fonction pulmonaire. On tente ainsi de diminuer les risques d'infection pulmonaire en favorisant la toux, en faisant des respirations profondes et en incitant à une mobilisation précoce. Il est primordial de bien faire les exercices respiratoires après l'opération, même si cela peut faire mal quand il s'agit de tousser. Les infirmières et les kinésithérapeutes sont là pour te montrer de quelle manière te servir de l'appareil de spirométrie qui peut être utilisé pour faciliter la prise de grandes inspirations, ce qui fait tousser et même expectorer.

Soins intensifs, réanimation

Si ta condition l'exige, il se peut que tu doives séjourner aux soins intensifs ou en salle de réanimation. C'est une unité de soins spécialisés où tu seras sous la surveillance constante d'une infirmière. Celle-ci s'occupera de toi et veillera sur toi à l'aide de nombreux appareils. Malheureusement, seuls tes parents ou ton tuteur pourront te visiter dans cette unité de soins. De plus, ils devront respecter certaines règles pour le faire.

Visites

Tes parents et ta famille immédiate pourront te rendre visite pendant ton hospitalisation. Il ne faut cependant pas oublier que tu auras besoin de repos pour récupérer le plus rapidement possible. À cause du traitement antidouleur, tu ne seras pas de bonne compagnie lors des premières journées qui suivront l'opération; mais, au fil des jours, tu apprécieras davantage les visites. Certaines unités de soins acceptent la visite d'un ami ou d'une amie. Au moment de ton admission, tu vérifieras l'existence de cette politique auprès de ton infirmière.

Mobilisation

Pendant 12 à 24 heures suivant l'opération, tu resteras au lit, couché sur le dos. On viendra te changer de position toutes les deux heures afin d'améliorer ton confort et d'éviter que tu gardes une même position trop longtemps, ce qui pourrait entraîner des complications. Après 24 heures, on commencera à lever progressivement la tête de ton lit. Le troisième et le quatrième jour, on augmentera progressivement ta mobilisation jusqu'à un lever complet. À ce moment-là, la plupart des tubes et des drains seront retirés. Il ne faut pas oublier que la douleur pourra limiter encore ta capacité de bouger. La mobilisation varie selon chaque patient et dépend de la tolérance de chacun à la douleur. Après quatre ou cinq jours, tu devrais être en mesure de te déplacer et de t'occuper un peu de toi-même.

Alimentation

Lorsque tes intestins auront repris un fonctionnement normal, tu pourras reprendre une alimentation normale. Une intervention comme une correction de scoliose, avec l'anesthésie qu'elle requiert et les médicaments nécessaires au contrôle de la douleur, entraîne souvent une perturbation des fonctions intestinales.

Tu jeûneras durant les premières 24 heures, mais tu pourras cependant te mouiller les lèvres avec une serviette. Au cours des 24 à 48 heures suivantes, tu passeras d'une alimentation liquide à une alimentation plus consistante (bouillon, jus). Enfin, au bout d'une période de 48 à 72 heures, tu devrais reprendre une alimentation normale.

Activités

Tu resteras couché pendant les premiers jours suivant l'opération. Cependant, des exercices passifs des membres supérieurs et inférieurs devraient débuter dès le lendemain de l'opération. C'est le kinésithérapeute ou la physiothérapeute qui te montrera comment bouger les membres et qui l'expliquera à tes parents. Plus vite tu bougeras, moins tu risqueras d'avoir de complications; et plus tôt tu pourras également quitter l'hôpital. Dès que tu seras capable de te lever, tu pourras te laver toi-même, à l'exception des pieds puisqu'il sera difficile de les atteindre au début de ta convalescence.

Départ

Le départ dépend de toi et, de façon plus précise, de ta condition. En général, les patients restent de 7 à 15 jours à l'hôpital. Certains soins, comme ceux reliés aux pansements, peuvent être donnés en consultation externe ou à domicile.

Chapitre 5

La convalescence

▼

Durant les premières semaines suivant ton opération, tu auras souvent besoin de quelqu'un pour t'aider à te lever, pour aller à la salle de bains ou pour faire ta toilette. Il est préférable qu'il y ait quelqu'un avec toi à la maison au cours de cette période.

Douleur

Une certaine douleur sera probablement encore présente au moment de ton départ de l'hôpital. Cette douleur risque de durer quelques semaines ; après deux mois, elle ne se manifestera que rarement, mais tu devras la signaler à ton médecin afin qu'il prescrive un traitement approprié. De façon générale, tu te sentiras plus fatigué qu'à l'ordinaire. Il sera important que tu te reposes pour diminuer la douleur. Ton médecin te prescrira des médicaments qui soulagent la douleur pour ton retour à la maison. Tu devras éviter de prendre de l'aspirine, car cela pourrait te faire saigner.

Tu pourrais aussi ressentir des douleurs au niveau du bassin si ton chirurgien a prélevé de l'os sur la crête iliaque pour réaliser la greffe osseuse. Les patients se plaignent souvent d'une douleur plus incommodante à la hanche (site du prélèvement de la greffe) qu'au dos.

Si tu présentes des douleurs fulgurantes persistantes, de type brûlures au niveau de la cicatrice, tu dois en informer le médecin afin qu'il te prescrive un traitement approprié, car il n'est pas normal de souffrir plusieurs semaines ou mois après l'intervention.

Hygiène

Si les agrafes, les points ou les pansements Stéristrip™ ont été enlevés, tu pourras prendre une douche ou un bain. Cependant, il te sera difficile d'entrer dans une baignoire profonde. Dans le cas d'une douche, il serait prudent de mettre une chaise dans la douche, au cas où tu ne te sentirais pas bien. Assure-toi d'avoir quelqu'un dans la maison qui puisse te porter secours au besoin. Il sera important de ne pas fermer à clé la porte de la salle de bains.

Soins de la plaie

La plaie, mesurant environ 30 cm, ne sera probablement pas protégée par un pansement lors de ton départ. Les lotions, les poudres et les parfums sont contre-indiqués durant le premier mois.

L'exposition de la plaie au soleil est fortement déconseillée pendant la première année, car cela empêche une bonne cicatrisation et pourrait favoriser une décoloration permanente. Pendant l'été, il est fortement conseillé de mettre sur la cicatrice une protection solaire toutes les deux heures pour éviter les dommages causés par le soleil. Tu peux, de plus, porter un t-shirt en plus de l'écran total, cela t'assurera d'être bien protégé. N'oublie pas que si la lumière passe à travers le tissu d'un t-shirt, le soleil y passe aussi et risque d'atteindre ta plaie. Certaines peaux guérissent bien et d'autres sont plus sensibles.

La plupart des dermatologues recommandent l'application d'une crème à base de vitamine E à partir de la quatrième semaine pour accélérer le processus de guérison de la plaie. De plus, ton chirurgien pourrait te recommander de mettre des diachylons de rapprochement Stéristrip™ sur la partie distale de ta plaie pour éviter qu'elle ne devienne trop large. Pour éviter que la cicatrice ne s'élargisse et ne durcisse, tu pourras la recouvrir d'un pansement (Lumiderm®, Cica-care® ou SIL-K®), pendant plusieurs mois.

Si tu as des symptômes d'infection (fièvre plus élevée que 38,5 °C, frissons, écoulements, gonflement au niveau de la plaie, douleurs plus importantes), tu dois en aviser ton chirurgien dans les plus brefs délais.

Il est possible qu'il y ait une perte temporaire de sensibilité dans la région de la cicatrice. Cela est attribuable au fait que de petites fibres nerveuses sont coupées lors de l'intervention. En principe, tu devrais retrouver cette sensibilité au cours de l'année qui suit l'opération.

Alimentation

Tu devrais avoir déjà repris une alimentation normale avant ton départ de l'hôpital. Il se pourrait que tu aies une baisse d'appétit, cela est normal après une opération de cette importance. Il serait préférable que tu prennes plusieurs petits repas par jour (de quatre à six); ce qui facilite la digestion.

De plus, tu devras boire au moins huit verres de liquide par jour et ne pas oublier que les fruits et les légumes sont une bonne source de fibres prévenant la constipation postopératoire. Les légumes contenant beaucoup de fer et les viandes rouges sont aussi recommandés pour rétablir un bon niveau de fer dans le sang.

Rééducation

Certains chirurgiens insistent sur la nécessité d'une rééducation, qui débutera dans les semaines suivant ta sortie de l'hôpital. Elle sera réalisée dans ce cas par un kinésithérapeute ou un physiothérapeute qui pourrait venir à domicile durant les premières semaines, puis que tu verras à son cabinet par la suite.

Cette rééducation doit te permettre de retrouver un bon équilibre et un maximum de souplesse, et de refaire tes muscles. Le kinésithérapeute ou le physiothérapeute doit également t'apprendre les mouvements appropriés qui protégeront ton dos dans la vie courante (position assise, se pencher, soulever des poids).

Retour aux activités

À la maison

Selon ta condition et ta tolérance à la douleur, tu pourras reprendre progressivement tes activités dès ton retour à la maison. La marche demeurera l'activité de choix, pendant les premières semaines postopératoires. On te suggérera de marcher deux à trois fois par jour au cours des premières journées et d'augmenter progressivement la durée de tes promenades. Un programme rigoureux de marche va t'aider à retrouver ta forme et contribuera aussi à la stimulation osseuse qui permet la consolidation de la greffe. On dit qu'une marche de 3 à 5 km par jour va permettre une consolidation de la fusion en quatre mois environ. Plus tu marcheras et bougeras, plus courte sera ta convalescence. De plus, l'exercice t'aidera à régulariser ton transit intestinal et enrayera le problème de constipation fréquent après ce type d'intervention chirurgicale. La natation est aussi un très sûr et très bon exercice postopératoire (exceptée la nage papillon) surtout pour ta fonction respiratoire et ta condition physique générale.

En principe, tu devrais être capable de marcher 500 mètres avant ta première visite postopératoire chez le chirurgien, qui a lieu habituellement un mois après ta sortie de l'hôpital. Il y aura, par contre, certaines restrictions physiques que tu devras respecter : tu ne pourras ni te pencher ni faire des rotations ou des torsions de ton corps. La position assise peut être difficile pendant quelques semaines, selon le type d'intervention effectuée. Les travaux domestiques te seront également interdits durant les quatre à six semaines après l'opération. Il te sera aussi défendu de lever des poids supérieurs à 4,5 kg. Bien que tu sois capable de monter et de descendre les escaliers au moment de ton congé de l'hôpital, tu devras faire preuve de beaucoup de prudence afin d'éviter les chutes. Il ne faut pas oublier de te reposer pour récupérer de l'opération.

Tu pourrais ressentir des engourdissements sur le côté des cuisses à cause d'une irritation des terminaisons nerveuses attribuable à la position couchée en salle d'opération. Ce type d'inflammation peut rendre douloureuse l'extension complète d'une jambe. En général, tout redevient normal après quelques semaines ou quelques mois. Il arrive cependant que des pertes de sensibilité ou certains engourdissements demeurent permanents. Si tu as ce genre de problèmes, tu devras en discuter avec le chirurgien. Après un examen, il t'expliquera la situation.

École et travail

Tu ne pourras pas retourner à l'école pendant les premières semaines suivant l'opération à cause de la fatigue ainsi que des risques de chute et d'accident. On te recommandera de poursuivre ton année scolaire à la maison durant le premier mois. Tu pourras sans doute retourner à l'école après la première visite postopératoire chez l'orthopédiste.

En ce qui concerne le retour au travail, il te faudra attendre que ton médecin le permette. Il établira la durée de ta convalescence en fonction du type de travail que tu accomplis. En général, une période de trois mois est nécessaire avant de reprendre ton emploi.

Effets secondaires liés à l'opération et à l'anesthésie

Après une opération de cette importance, il arrive souvent que le stress fasse perdre des cheveux. Il ne faut pas s'inquiéter outre mesure, car il s'agit d'une situation à la fois normale et temporaire. Le cycle menstruel peut également se dérégler et le début des menstruations peut se déclencher à n'importe quel moment. Il y a aussi certains patients qui se plaignent de pertes de mémoire. Cela est rare et inexplicable, tout en étant habituellement plus ennuyeux que grave et revenant à la normale dans les mois qui suivent l'opération.

Prochain rendez-vous

Tu devrais revoir le chirurgien entre la quatrième et la sixième semaine suivant l'opération. Si tu as des inquiétudes, tu pourras en faire part à ton médecin. Tu subiras un examen physique et on fera une radiographie de ta colonne vertébrale afin que le chirurgien s'assure que tout se déroule comme prévu.

CHAPITRE 6

LE MODE DE VIE
▼

Le train-train de la vie quotidienne reviendra peu à peu alors que tu suivras certaines directives pour éviter des complications. Les visites chez le chirurgien seront de plus en plus espacées. Après une ou deux années, on considérera que le traitement chirurgical est terminé. Tu pourras alors reprendre la plupart de tes activités.

Pour ce qui est du choix d'une carrière, il faudra que tu sois conscient que certaines professions ou métiers (astronaute, pilote, policier, pompier, soldat) exigent une excellente forme physique et qu'ils sont fermés aux personnes qui ont une maladie du dos comme la scoliose, qu'elle soit opérée ou non.

Peurs et mythes

Souplesse

Tu pourras te pencher en avant sans problème après ta guérison complète, mais ta flexion latérale pourrait être limitée. Tu pourras, en principe, reprendre les activités que tu avais l'habitude de faire avant l'opération. Il est certain que tu ne seras plus aussi souple, mais tu auras l'occasion de trouver d'autres mouvements qui vont compenser cette perte de souplesse de la colonne. En général, après l'opération, il n'y a pas de perte de souplesse suffisamment importante pour t'empêcher de faire des activités normales, à moins que la fusion n'ait été étendue jusqu'au bassin.

Détecteur de métal à l'aéroport

Ordinairement, les détecteurs de métal ne réagissent pas aux alliages qui t'ont été implantés. Tu devrais quand même faire état de ta situation chaque fois que tu es soumis à ce genre d'appareil.

Sexualité

Lorsque tu seras rétabli, tu pourras avoir ou reprendre des activités sexuelles sans problème. Toutefois, il faut t'accorder du temps, car les mouvements de flexion et d'extension de la colonne lombaire sont à éviter après l'intervention chirurgicale. Normalement, il faut compter quelques semaines pour se sentir plus en forme et pour que la douleur et l'inconfort disparaissent.

Grossesse

Habituellement, les femmes qui ont eu une correction chirurgicale de la scoliose accouchent sans plus de complications que les autres. L'instrumentation n'empêche pas une femme d'avoir des enfants, mais sa présence peut présenter certaines difficultés pour l'analgésie durant le travail, ce qui sera à vérifier en temps opportun. Il y a, par ailleurs, plus de risques qu'une mère porteuse d'une scoliose donne naissance à un enfant souffrant de cette maladie, surtout si cet enfant est une fille. Il faut être conscient de cette possibilité et consulter un pédiatre ou un orthopédiste dès que l'enfant débute ses poussées de croissance. Les premières manifestations de la scoliose apparaissent ordinairement entre 8 et 10 ans. Il est fortement recommandé de faire examiner les filles des mères scoliotiques vers cet âge.

Le mode de vie

Activités postopératoires permises

	Au départ	1 mois	3 mois	6 mois	1 an	2 ans	Jamais
Prendre une douche	oui						
Marcher	oui						
Exercices légers des membres inférieurs	oui						
Conduire la voiture	non	oui					
Aller à l'école	non	oui					
Soulever un poids de 2,5 kg	non	oui					
Bicyclette	non	non	oui				
Natation	non	non	oui				
Jogging léger	non	non	non	oui			
Soulever un poids de 4,5 kg	non	non	non	oui			
Sports sans contact, course	non	non	non	oui			
Patin, ski de fond et alpin	non	non	non	non	oui		
Parc d'attractions	non	non	non	non	oui		
Sports de contact, volley-ball	non	non	non	non	oui		
Soulever un poids de 20 kg	non	non	non	non	oui		
Descente en rivière, ski nautique	non	non	non	non	oui		
Équitation	non	non	non	non	oui		
Planche à voile, surf des neiges	non	non	non	non	oui		
Soulever un poids de plus de 20 kg	non	non	non	non	oui		
Motocyclette, scooter	non	non	non	non	oui		
Gymnastique	non	non	non	non	non	oui	
Saut à l'élastique	non	non	non	non	non	non	oui

Problèmes à long terme

Douleur

La plupart des études affirment que, si la douleur est présente avant l'opération, il y a des risques qu'elle le soit aussi après. L'opération ne règle pas nécessairement le problème de la douleur qui est un symptôme très fréquent chez les adolescents, qu'il y ait ou non scoliose. Il est à noter aussi que certains patients opérés pour une scoliose se plaignent de douleur ou d'inconfort lorsque la température est humide ou pendant l'hiver lorsqu'il fait froid.

Pseudarthrose

En général, la greffe osseuse prend environ 12 à 18 mois avant de consolider. Une pseudarthrose (défaut dans la consolidation de la greffe) est une partie de la colonne opérée qui n'a pas bien fusionnée, laissant persister une mobilité anormale de cette partie qui peut occasionner déformations et douleur. Une pseudarthrose est habituellement découverte lors d'une radiographie montrant une fracture ou un bris du matériel. Le risque de développer une pseudarthrose augmente avec l'âge et l'usage du tabac. On dit que l'incidence est de 2 à 3 % pour les approches postérieures et augmente un peu avec les approches antérieures.

Vieillissement prématuré de la colonne lombaire

Le stress, le poids et les charges sont habituellement distribués sur la colonne lombaire. Après une fusion, la mécanique de la colonne lombaire est altérée et les charges sont augmentées sur les vertèbres fusionnées, ce qui peut provoquer des douleurs et entraîner une usure prématurée des disques. En général, les études démontrent que plus la fusion s'étend vers le bas dans la colonne lombaire, plus grand est le risque d'usure prématurée et de douleur.

Ce phénomène peut se produire d'autant plus que la lordose lombaire (cambrure) est diminuée. Ceci peut se voir surtout chez les patients ayant subi une fusion très basse jusqu'à L4, L5 ou S1. Cette manifestation de dos plat peut créer une fatigue dans le bas du dos et des douleurs qui peuvent augmenter progressivement avec les années. Cette fatigue et ces douleurs peuvent être contrôlées en adoptant une bonne position et en n'essayant pas de compenser la lordose par une inclinaison du bassin et par une flexion des hanches et des genoux.

Progression de la courbure, progression de la rotation (phénomène du Vilebrequin ou Crankshaft)

La courbure peut progresser si la fusion est courte et si elle a été effectuée pendant la croissance surtout chez les très jeunes enfants au squelette immature, qui n'ont pas encore débuté leurs menstruations (règles). Dans ce cas, le risque de progression de la rotation de la colonne vertébrale est plus important parce que le corps vertébral continue à grandir, entraînant une augmentation de la gibbosité. Ceci est généralement prévenu par une technique adaptée qui peut obliger à faire deux opérations (une par voie antérieure et une par voie postérieure).

L'infection

Plusieurs cas d'infection un à sept ans après une instrumentation du rachis ont été rapportés. Ce genre d'infection fait souvent suite à une augmentation de la douleur au dos après une convalescence totale et est aussi associé à une pseudarthrose.

Bris de l'instrumentation

L'instrumentation pourrait se briser et devenir un problème si la fusion n'est pas solide. Parmi les complications possibles à long terme, il faut noter une rupture de la tige, une rupture des vis ou une pseudarthrose. Ces complications peuvent mener malheureusement à une reprise de l'opération. Le rôle de l'instrumentation est de maintenir la colonne dans une bonne position corrigée et stable jusqu'à la guérison complète de la fusion. Si la fusion est bien prise et qu'il y a un bris, l'instrumentation peut être retirée par le chirurgien sans nuire à la correction. Une bourse séreuse (bursite) de protection peut se former autour d'une instrumentation proéminente, surtout chez les patients très minces. Ces bourses souvent douloureuses peuvent demander un traitement local.

Même si elles sont exceptionnelles, il existe des sensibilités au métal (nickel dans l'acier inoxydable) ou des réactions à l'instrumentation. Cela se manifeste par une sensibilité locale, un inconfort continu ou des dermatites inexpliquées.

Ces complications peuvent mener, malheureusement, à une reprise de la chirurgie.

Conclusion
▼

La scoliose est une maladie complexe qui exige parfois des traitements draconiens pour éviter que ne se produisent des complications pouvant devenir invalidantes. L'opération peut s'avérer le seul traitement possible lorsque la scoliose devient incontrôlable.

Le choc psychologique est parfois très important lorsqu'on apprend que cette opération est inévitable ; il peut provoquer des angoisses, de la peur et des émotions intenses. Le fait de savoir ce qui se passe, de connaître son état et d'avoir un aperçu de ce qui va se passer est susceptible de donner des outils qui peuvent aider à affronter l'opération. Ce livre donne les détails de ce qu'est la correction chirurgicale de la scoliose. On a voulu aussi qu'il serve de guide pour planifier la période préopératoire et celle de la convalescence.

Il convient de rappeler ici que le chirurgien-orthopédiste est un spécialiste dans la correction chirurgicale de la scoliose. Il a développé une grande expérience dans ce type d'opération. Ta confiance en lui est primordiale ; elle permet souvent une meilleure évolution et une bonne convalescence. Grâce à ce lien de confiance, tu pourras discuter de tes craintes. Tu pourras aussi lui poser toutes les questions que tu désires.

La correction chirurgicale de la scoliose est une intervention majeure. Toutefois, après un certain temps et grâce à elle, tu réaliseras que tu es aussi normal que toutes les autres personnes de ton âge. Cette épreuve, bien que difficile, te permettra d'aborder une vie d'adulte sans craindre les complications dues à l'évolution naturelle des scolioses graves.

Il faut espérer que la lecture de cet ouvrage a su répondre aux principales questions qu'on se pose avant une telle opération de la colonne vertébrale. Les autres questions pourront être posées à ton chirurgien, à l'anesthésiste ou aux infirmières qui s'occuperont de toi.

Ressources
▼

Personnes-ressources
- D'autres adolescents ayant ce genre de déformation
- Ton chirurgien-orthopédiste
- Un autre chirurgien-orthopédiste
- Des professionnels de la santé (médecin généraliste, pédiatre, anesthésiste, médecin-rééducateur ou physiatre)
- Une infirmière
- Le médecin de famille
- Tes parents ou les parents d'autres adolescents
- Un kinésithérapeute, un physiothérapeute

Organismes

Association de la scoliose du Québec
10800, rue Berri
Montréal (Québec) H3L 2H4
tél.: (514) 388-8002

Région de Québec
Mme Claire Paquette
tél.: (418) 659-2424

Hôpital Sainte-Justine
Service d'orthopédie
3175, chemin de la Côte-Sainte-Catherine
Montréal (Québec) H3T 1C5

Hôpital Shriners pour enfants
1529, avenue Cedar
Montréal (Québec) H3G 1A6

Hôpital de Montréal pour Enfants
Service d'orthopédie
2300, rue Tupper, bureau D-798
Montréal (Québec)

Sites Internet

AAOS On-line Service Home Page
American Academy of Orthopaedic Surgeons
http://www.aaos.org/

Accès aux nomenclatures médicales en chirurgie orthopédique
Orthonav
http://www.med.univ-rennes1.fr/noment/meary/orthonav.html

Chirurgie orthopédique et et traumatologie
Association canadienne d'orthopédie
http://www.coa-aco.org/docs/f-ortho.htm

Chirurgie orthopédique et traumatologique
Centre Hospitalier Régional de la Citadelle à Liège, Belgique
http://www.ping.be/orthocita/indexfr.htm

Détails utiles relatifs à la scoliose idopathique
Belgian Orthoweb
http://www.belgianorthoweb.be/brochures/pediatric/scoliose_fr.htm

Gruppo di studio della scoliosi e delle patologie vertebrali
http://www.gss.it/index.htm

Guide pour le malade de la colonne vertébrale
International Federation of Scoliosis Associations
http://www.topbusiness.com/ifosa/guide.htm

Hôpital Sainte-Justine - Page d'accueil
Hôpital Sainte-Justine
http://www.hsj.qc.ca/

Information sur la scoliose pour les patients
Biorthex Inc.
http://www-biorthex.justine.umontreal.ca/fr/Info_Patients/

International Federation of Scoliosis Associations
IFOSA
http://www.topbusiness.com/ifosa/index.html

Medscape Orthopaedics - Patient Resources
Medscape Inc.
http://www.medmedia.com/med.htm

Orthopedic Internet Directory
Slack Inc.
http://www.slackinc.com/bone/orthonet.htm

Orthopédie.com
Orthopédie.com
http://orthopedie.com

OrthoSpine
New York Spine Team
http://www.orthospine.com/home.htm

Principaux problèmes d'orthopédie courante
D Sirinelli, M Boscq - Hôpital de Clocheville - Tours
http://www.med.univ-rennes1.fr/cerf/edicerf
/PEDIATRIE/15_ORTHOP_DIE_COURANTE.html

Scoliose
Association internationale de pédiatrie chiropratique
http://www.4icpa.org/Francais/Research/scoliosi.htm

Scoliosis Association: a national information and support organization
Scoliosis Association
http://www.spine-surgery.com/Assoc/scoliosis.htm

Spine Surgery Home Page
Spine Surgery
http://www.spine-surgery.com/

What is scoliosis?
Scoliosis Research Society
http://www.srs.org/

Wheelees' Textbook of Orthopaedics
Medmedia.com
http://www.medmedia.com/med.htm

Courriel :

Julie Joncas, infirmière de recherche
julie@justine.umontreal.ca

Lexique

▼

AGRAFE : Petite lame de métal recourbée aux deux extrémités et servant à fermer une incision. Les agrafes peuvent remplacer les points de souture

ANALGÉSIQUE : Se dit d'une substance, d'un médicament qui diminue ou qui enlève la douleur. Il peut être administré par la bouche, dans le muscle ou dans les veines.

APOPHYSE ÉPINEUSE : Protubérance osseuse se situant à l'arrière de la vertèbre destinée aux insertions musculaires.

APPROCHE ANTÉRIEURE : Procédure chirurgicale consistant à atteindre la colonne vertébrale par le côté de la cage thoracique en retirant une côte.

BURSITE : Inflammation d'un sac aplati qui a des parois minces comme de la cellophane et qui se remplit de liquide séreux à la suite de frictions (bout de tige frottant sur un muscle).

CANAL RACHIDIEN : Canal qui est formé grâce à la succession des trous de chaque corps vertébral. C'est là où se trouve la moelle épinière.

CARTILAGE : Tissu résistant et élastique formant le squelette de l'embryon avant l'apparition de l'os et persistant chez l'adulte dans le pavillon de l'oreille, dans le nez, à l'extrémité des os et dans toutes les articulations.

CAVITÉ PLEURALE : Endroit où se trouvent les poumons. C'est un espace qui suit la cage thoracique, le diaphragme et le médiastin. Il se renfle comme un dôme à la racine du cou.

CICATRISATION : Processus par lequel sont réparées les lésions des tissus comme, par exemple, la peau.

COBB : Expression en degrés de l'angulation d'une courbure scoliotique.

COCCYX : Os formé par la souture de trois ou quatre vertèbres atrophiées, à l'extrémité du sacrum. Le coccyx, qui est littéralement un vestige de la queue, tire son nom de sa ressemblance fantaisiste avec le bec du coucou.

CONCAVITÉ : Dont la surface présente un creux, un renfoncement.

CONVEXITÉ : Rondeur, courbure saillante d'un corps. Côté arrondi de la courbure de la scoliose.

CRÊTE ILIAQUE : Partie du bassin se situant sur le bord supérieur de l'ilion (os du bassin).

CT-SCAN (tomodensitométrie) : Appareil de radiodiagnostic servant à explorer l'organisme au moyen de rayon X. Les résultats obtenus sur un écran sont reconstruits à l'aide d'un ordinateur.

CURARE : Substance d'origine végétale ou obtenue par synthèse dont l'action est paralysante et qui est employée en anesthésie et en réanimation.

CYPHOSE : Déviation de la colonne vertébrale vers l'arrière lorsqu'elle est vue de côté.

ÉLECTROCARDIOGRAMME : Tracé graphique des phénomènes électriques qui se produisent au cours de la révolution cardiaque.

EXTENSION: Mouvement par lequel on étend un membre; position de raidissement.

FLEXION: Mouvement par lequel une partie du corps fait un angle avec sa partie voisine; position qui résulte du mouvement de courbure.

FUSION: Action de mettre de l'os le long de la colonne vertébrale pour permettre une soudure des vertèbres.

GIBBOSITÉ: Signe clinique constitué par l'asymétrie droite-gauche des masses paravertébrales. C'est le témoin de la rotation des corps vertébraux.

GREFFE OSSEUSE: Os pris au niveau des apophyses épineuses, de la crête iliaque ou d'une côte ou fabriqué synthétiquement pour permettre une fusion.

HALO: Anneau métallique fixé autour du crâne permettant de faire une traction pour étirer la colonne vertébrale.

HÉMORRAGIE: Perte de sang due à l'ouverture de vaisseaux sanguins, veineux ou artériels.

IDIOPATHIQUE: Se dit d'une maladie d'origine inconnue.

INCIDENCE: Nombre de cas d'une maladie qui sont apparus pendant une période de temps donnée dans une population.

INDUCTION: Initiation de l'anesthésie. Moment où l'anesthésiste commence à endormir le patient.

INFECTION: Pénétration de germes pathogènes dans l'organisme causant des problèmes de santé (fièvre, rougeur, enflure).

INTUBATION (endotrachéale): Insertion d'un tube dans la trachée pour permettre l'oxygénation lors de l'anesthésie.

LAXATIF : Préparation médicamenteuse servant à purger l'intestin.

LIGAMENT : Ensemble de fibres conjonctives serrées et résistantes, orientées dans le même sens, qui unissent les os au niveau des articulations ou maintiennent des organes en place. Les ligaments empêchent certains mouvements qui ne seraient pas souhaitables et en limitent certains autres.

LORDOSE : Courbure normale de la colonne vertébrale à l'étage cervical et lombaire. Cette concavité postérieure est, par ailleurs, anormale au niveau de la colonne thoracique.

MARQUEUR : Pièce de métal installée temporairement sur certaines vertèbres afin de bien les localiser lors d'une radiographie.

MOBILISATION : Mettre en mouvement des articulations pour en rétablir la souplesse.

MŒLLE ÉPINIÈRE : Prolongement de l'encéphale qui s'étend du bulbe rachidien aux dernières vertèbres lombaires supérieures et qui est contenu dans le canal rachidien. Elle a l'épaisseur d'un crayon, baigne dans le liquide céphalorachidien et est maintenue en place par une série de petits ligaments.

MONITORING : Surveillance médicale à l'aide d'un moniteur.

NARCOTIQUE : Se dit d'une substance qui provoque le sommeil et qui soulage la douleur.

ŒDÈME : Gonflement de tissus ou d'organes, par infiltration de liquide séreux.

OPIACÉ : Substance contenant de l'opium ou exerçant une action comparable à celle de l'opium. Elle provoque un état d'euphorie suivi d'un sommeil onirique. L'opium est la source de la morphine et des opiacés naturels ou semi-synthétiques.

PARALYSIE : Déficience ou perte de la fonction motrice d'une partie du corps, due à des lésions nerveuses.

PARÉSIE : Paralysie partielle ou légère, se manifestant par une diminution de la force musculaire.

PARESTHÉSIE : Problème de sensibilité se traduisant par sensations anormales (fourmillements, picotements, brûlures).

PÉRIDURALE : Anesthésie régionale par une injection d'un analgésique entre la septième vertèbre cervicale et la cinquième lombaire, sur la ligne des apophyses épineuses. Elle rend insensible à la douleur toute la partie correspondante du corps. On dit aussi épidurale.

PRONOSTIC : Déroulement et issue d'une maladie.

PSEUDARTHROSE : Fausse articulation formée au niveau d'une fracture mal guérie ou d'une instrumentation. Absence complète et définitive de guérison d'une fracture.

PUBERTÉ : Période de la vie d'un être humain, entre l'enfance et l'adolescence, marquée par le début de l'activité des glandes reproductrices et par la manifestation des caractères sexuels secondaires (chez l'homme : pilosité, mue de la voix ; chez la femme : pilosité, développement des seins, menstruation) et par une croissance accélérée.

RÉSONNANCE MAGNÉTIQUE : Procédé radiologique permettant d'obtenir des radiographies très détaillées d'une mince couche d'organe ou d'os à une profondeur voulue.

ROTATION : Déplacement des vertèbres autour d'un axe perpendiculaire. Les vertèbres tournent donc autour de leurs axes.

SACRUM: Os triangulaire incurvé, formé de cinq corps vertébraux unis par quatre disques intervertébraux ossifiés.

TRANSIT INTESTINAL: Déplacement du contenu du tube digestif depuis le pylore jusqu'au rectum, sous l'influence des contractions péristaltiques de l'intestin.

TRIDIMENTIONNELLE : Plan frontal, plan sagittal, plan axial d'un objet (face, côté et dessus).

BIBLIOGRAPHIE

▼

Association de la scoliose du Québec. ASQ. 2ᵉ éd.. Montréal: Association de la scoliose du Québec, 1996.

BETZ RR, BUNNELL WP, LAMBRECHT-MULIER E, ET AL. *Scoliosis and pregnancy.* JBJS (American volumes) 1987;69(1):90-96.

BROSNAN H. *Nursing management of the adolescent with idiopathic scoliosis.* Nursing Clinics of North America 1991;26(1):17-31.

COTREL Y, DUBOUSSET J. *C-D instrumentation en chirurgie rachidienne: principes techniques, erreurs et pièges.* Montpellier: Sauramps Médical, 1992.

FICNER HB. *Revision surgery in adult scoliosis patients.* Orthopaedic Nursing 1993;12(2):23-32.

GATES SJ. *Update: nursing care following percutanous posterolateral discectomy.* Orthopaedic Nursing 1987;6(5):37-41.

INSINGER J, BAILES BK. *Care of the patient undergoing spinal surgery.* AORN Journal 1993;58(3):511-515, 518, 519, 522-526.

JACOBS-ZACNY JM, HORN MJ. *Nursing care of adolescents having posterior spinal fusion with Cotrel-Dubousset instrumentation.* Orthopaedic Nursing 1988;7(1):17-21.

JONCAS J, LABELLE H, POITRAS B, ET AL. *Douleurs dorso-lombaires et scoliose idiopathique de l'adolescence (AIS).* Annales de Chirurgie. 1996;50(8):637-641.

MAYO NE, GOLDBERG MS, POITRAS B ET AL. *The Ste-Justine adolescent idiopathic scoliosis cohort study, part III: back pain.* Spine 1994; 19(14):1573-1581.

PAQUET JC. *Les redressements de la colonne vertébrale: lordose, cyphose, scoliose.* Montréal: Éditions de l'Homme, 1987.

PERDRIOLLE R. *La scoliose: son étude tridimensionnelle.* Paris: Maloine, 1979.

ROTHMAN RH, SIMEONE FA, EDS. *The Spine.* 3rd ed. Montréal: Saunders, 1992.

WEINSTEIN SL, ED. *The pediatric spine: principals and practice.* New York: Raven Press, 1994.

WHALEY LF, WONG, DL. *Nursing care of infants and children.* 4th ed. St-Louis: Mosby-Year Book, 1991.

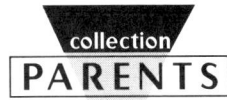

L'Hôpital Sainte-Justine, l'un des plus importants hôpitaux pédiatriques d'Amérique du Nord, est le centre hospitalier universitaire (CHU) mère-enfant du réseau québécois de la santé.

L'allaitement maternel

*Comité pour la promotion
de l'allaitement maternel
de l'Hôpital Sainte-Justine*
série Santé et développement
ISBN 2-921858-69 X
1999
96 pages

Le lait maternel est le meilleur aliment pour le bébé. Il permet, de plus, d'établir une relation privilégiée avec lui. Ce livre a pour objectif de répondre à toutes les questions que se posent les mères. Il fournit de très nombreuses indications pratiques et peut aussi être utile à tout professionnel de la santé qui veut se renseigner davantage ou qui désire informer sa clientèle.

En forme après bébé
Exercices et conseils

Chantale Dumoulin
série Santé et développement
ISBN 2-921858-79-7
2000
120 pages

Après la naissance de votre enfant, vous avez hâte de retrouver votre forme. Donnez-vous le temps nécessaire pour recouvrer vos forces. Ce guide vous indique des exercices à faire pour renforcer vos muscles abdominaux et ceux du plancher pelvien de même que pour retrouver une bonne posture. Il fournit également des conseils pratiques sur la meilleure façon de reprendre vos activités quotidiennes.

L'estime de soi, un passeport pour la vie

Germain Duclos
série Éducation et société
ISBN 2-921858-81-9
2000
120 pages

L'estime de soi, le plus précieux héritage que des parents peuvent léguer à un enfant, doit être nourrie dès le plus jeune âge. Dans un langage simple, l'auteur propose des attitudes éducatives positives dont la mise en œuvre permet à l'enfant d'acquérir une meilleure connaissance de sa valeur personnelle. L'estime de soi : un cadeau merveilleux qui constitue un véritable passeport pour la vie !

Être parent, une affaire de cœur

Danielle Laporte
série Santé mentale
ISBN 2-921858-74-6
1999
144 pages

Un livre sur les relations entre parents et enfants qui allie de solides connaissances scientifiques à des qualités de cœur. Danielle Laporte aborde avec simplicité et précision des sujets difficiles, voire brûlants (discipline, maladie, conflits conjugaux, séparation, stress, bonheur, etc.). Elle nous laisse aussi en héritage le goût de vivre pleinement le plaisir d'être parent.

Guide Info-Parents
L'enfant en difficulté

Michèle Gagnon, Louise Jolin et Louis-Luc Lecompte
série Éducation et société
ISBN 2-921858-70-3
1999
168 pages

Maladie, deuil, peurs inexpliquées, sommeil perturbé, violence à l'école... Pour aider les parents et leurs enfants à apprivoiser ensemble ces difficultés et bien d'autres, voici, présenté sous 60 thèmes, un vaste choix de livres, d'associations et de liens vers des sites Internet. Un outil également indispensable pour les éducateurs, les intervenants du secteur de la santé et les professionnels de la documentation.

Les troubles d'apprentissage : comprendre et intervenir

Denise Destrempes-Marquez et Louise Lafleur
série Éducation et société
ISBN 2-921858-66-5
1999
128 pages

Les troubles d'apprentissage ne sont pas dus à un déficit de l'intelligence, mais plutôt à des difficultés dans l'acquisition et le traitement de l'information. Peut-on imaginer la frustration de l'enfant qui n'arrive pas à faire ses apprentissages au même rythme que ses camarades de classe ? Peut-on concevoir l'inquiétude des parents qui ne savent pas comment intervenir ? Ce guide fournira aux parents des moyens concrets et réalistes pour mieux jouer leur rôle.